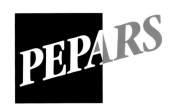

【ペパーズ】
編集企画にあたって…

　エコー(超音波)検査は被曝がなく無侵襲で外来や手術室で手軽に行える検査です．主に臓器の診断に頻用されてきましたが，近年の診断装置の進歩により表層の構造物でも高周波エコーにより高解像度に描出することが可能となり，体表面の外科である形成外科においてもその有用性が認識されるようになりました．また，カラードップラーエコー検査を併用すると血流の評価も可能であり，血管腫，静脈瘤の診断から遊離皮弁のデザイン，術後血流監視など様々な領域で使用されています．

　筆者は鼻骨骨折の徒手整復例において，触診と視診のみの評価で整復して術後画像検査を行ってみると整復が不完全であった症例を少なからず経験したことから，徒手整復中の整復位の確認に術中エコー検査を併用し，その有用性について 2003 年に報告しました．当時，立体的構造物の鼻骨をスキャンするためにメーカーに特注した音響カプラーゲルパッドを使用しましたが，現在のエコーは解像度が格段に良くなっており，少し多めにゲルを塗布すれば鼻骨を明瞭にスキャニングできるようになりました．また，頬骨骨折整復時にも，エコーを用いて整復位を確認することの有用性を報告してきました．顔面骨とエコー検査は非常に相性が良く，プローベを当てるだけで CT 検査に匹敵する情報をリアルタイムに得ることができます．本誌でも，鼻骨骨折および頬骨骨折でのエコーの活用について執筆していただいています．

　その他に，遊離皮弁の術前デザインから術後血流監視，皮膚・皮下腫瘍，ケロイド・肥厚性瘢痕，血管腫・血管奇形，下肢静脈瘤，熱傷深度の診断，移植皮膚の生着評価およびインプラントにおける乳房再建後の術後管理におけるエコー活用術についてそれぞれのエキスパートに執筆していただきました．特に，皮膚・皮下腫瘍の診断と熱傷の深度診断および移植皮膚の生着評価についてはより専門的な立場から形成外科以外の先生に執筆していただくことができました．どこの病院でも手術室や外来の片隅に常備されているエコーを 120% 活用するためのノウハウの詰まった充実した内容となりました．読者の皆様の明日からの臨床・研究に本誌をお役に立てて頂ければ幸いです．

2019 年 8 月

副島一孝

KEY WORDS INDEX

和文

― あ 行 ―
悪性黒色腫　19
インプラント破損　68
エコー　26,52,60
エラストグラフィ　26
音響カップリング材　52

― か 行 ―
下肢エコー　43
下肢静脈瘤　43
カラー・ドプラ法　1
基底細胞癌　19
頬骨骨折　60
血管　75
血管奇形　33
血管腫　33
血流評価　11
ケロイド　26
鋼線固定　60

― さ 行 ―
術前計画　1
術中エコー　1
術中評価　52
静脈　43
新生血管　75
診断　19,33
深部静脈血栓　43
生着評価　75
穿通枝皮弁　1

― た 行 ―
超音波　19
超音波画像診断　11
超音波検査　1,26,33,68
超音波診断装置　52
動脈　43

― な 行 ―
乳房インプラント　68
乳房インプラント関連未分化大細胞型リンパ腫　68
乳房再建　68
熱傷深度　75

― は 行 ―
パルスドプラ法　33
光音響波　75
肥厚性瘢痕　26
鼻骨骨折　52
皮膚移植　75
皮膚腫瘍　19
皮弁術　1
皮弁術後モニタリング　11
プレート固定　60
ポータブルエコー　11

― や 行 ―
遊離組織移植　11

欧文

― A・B ―
accoustic coupling pad　52
arteries　43
basal cell carcinoma　19
BIA-ALCL　68
blood flow evaluation　11
blood vessel　75
breast implant　68
breast reconstruction　68
burn depth　75

― C・D ―
color Doppler mode　1
deep vein thrombosis　43
diagnosis　19,33
duplex scanning of lower limb　43

― E・F ―
elastography　26
engraftment assessment　75
flap surgery　1
free tissue transfer　11

― H〜K ―
hemangioma　33
hypertrophic scar　26
implant rupture　68
intraoperative assessment　52
intraoperative ultrasound　1
keloid　26

― M・N ―
melanoma　19
nasal bone fracture　52
neovasculature　75

― P・S ―
perforator flap　1
photoacoustic wave　75
plate fixation　60
portable echo　11
postoperative flap monitoring　11
preoperative planning　1
skin grafting　75
skin neoplasms　19
sonography　33
spectral doppler　33

― U・V ―
ultrasonography　19,26,52,60,68
ultrasound examination　1
ultrasound imaging　11
varicose veins　43
vascular malformation　33
veins　43

― W・Z ―
wire fixation　60
zygomatic fracture　60

WRITERS FILE

ライターズファイル（五十音順）

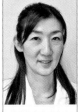

綾　梨乃
（あや　りの）
2005年　香川大学卒業
　　　　広島市立広島市民病院初期臨床研修
2007年　田附興風会医学研究所北野病院形成外科
2009年　京都大学医学部附属病院形成外科
2015年　同大学大学院修了
2016年　同大学，特定病院助教
2018年　京都桂病院形成外科，副部長

樫村　勉
（かしむら　つとむ）
2002年　日本大学卒業
　　　　東京女子医科大学形成外科入局
2004年　都立府中病院外科
2005年　埼玉県立がんセンター形成外科
2007年　都立府中病院形成外科
2009年　日本大学形成外科，助教
2018年　同，准教授

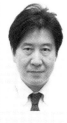

佐藤　俊一
（さとう　しゅんいち）
1981年　慶應義塾大学工学部電気工学科卒業
1986年　同大学大学院工学研究科博士課程修了
　　　　（財）工業開発研究所（その後産業創造研究所に改称），レーザー研究センター研究員
1997年　防衛医科大学校防衛医学研究センター情報システム研究部門，助教授（その後准教授）
2016年　同大学校防衛医学研究センター生体情報・治療システム研究部門，教授

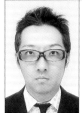

荻野　晶弘
（おぎの　あきひろ）
1999年　東邦大学卒業
　　　　同大学形成外科学講座入局
2002年　星総合病院外科
2003年　国立がんセンター東病院頭頸科
2006年　東邦大学形成外科，助教
2014年　同，講師
2019年　同，准教授

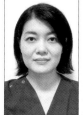

加藤千絵子
（かとう　ちえこ）
2000年　東京電子専門学校卒業
2000年　東京大学医学部附属病院病理部
2001年　東京医科大学附属青山病院生理検査室
2002年　有限会社パラメディカル
2005年　がん研有明病院超音波検査部
2006年　順天堂大学附属順天堂医院乳腺センター
2009年　がん研有明病院超音波検査部

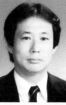

副島　一孝
（そえじま　かずたか）
1988年　筑波大学卒業
　　　　東京女子医科大学形成外科入局
1994年　同，助手
1998～2000年　テキサス大学ガルベストン校シュライナー熱傷センター留学
2004年　広尾病院形成外科，医長
2008年　東京女子医科大学形成外科，講師
2011年　日本大学形成外科，准教授

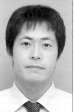

尾崎　峰
（おざき　みね）
2000年　東京医科歯科大学卒業
　　　　東京大学形成外科入局
　　　　関東中央病院
2001年　静岡県立総合病院形成外科
2002年　東京大学形成外科
2003年　杏林大学形成外科，助手
2010年　同，講師
2014年　同，准教授

此枝　央人
（このえだ　ひさと）
2003年　旭川医科大学卒業
　　　　東京女子医科大学形成外科入局
2010年　同，助教
2014～18年　加トロント大学留学
2019年　東京女子医科大学形成外科，講師

角井　泰之
（つのい　やすゆき）
2011年　慶應義塾大学理工学部電子工学科卒業
2015年　カリフォルニア大学アーバイン校ベックマンレーザー研究所，客員研究員
2016年　慶應義塾大学大学院理工学研究科博士課程修了
　　　　（株）東芝研究開発センター
2017年　防衛医科大学校防衛医学研究センター生体情報・治療システム研究部門，助教

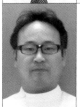

貝田　亘
（かいた　わたる）
1999年　高知医科大学（現高知大学医学部）卒業
2000年　京都大学形成外科入局
2001年　県西部浜松医療センター形成外科
2003年　京都第二赤十字病院形成外科
2006年　京都桂病院形成外科
2008年　島根県立中央病院形成外科，医長

佐次田保徳
（さしだ　やすのり）
1987年　東京医科歯科大学卒業
1987年　沖縄県立中部病院，外科研修医
1992年　同病院外科
1994年　沖縄県立北部病院外科
2001年～03年　オレゴン医科大学形成外科留学
2003年　沖縄県立北部病院形成外科
2006年　沖縄県立南部医療センター・こども医療センター形成外科
　　　　中頭病院救急部
2008年　沖縄県立中部病院形成外科
2010年　沖縄県立中部病院形成外科
2013年　沖縄県立北部病院形成外科
2018年　沖縄県名護市北部形成・外科診療所開設

山本　洋輔
（やまもと　ようすけ）
2002年　自治医科大学卒業
2002～11年　内科医として千葉県の地域医療に貢献
2011年　千葉大学皮膚科入局
2015年　同，助教

CONTENTS

形成外科におけるエコー活用術
編集／日本大学准教授　副島　一孝

皮弁術における術前・術中エコー活用術 ………………………………………佐次田保徳　1

　カラーモードで表示される赤信号は，白黒の画像による表示へ，ドプラの法則で算出されたプローベ方向分の流速の和が赤信号として後から貼り付けられているにすぎない．直接血管径を反映していない．

遊離皮弁術後モニタリングにおけるエコー活用術 ……………………………荻野晶弘ほか　11

　ポータブルエコーを用いた遊離皮弁移植後のモニタリングは，経験の浅い医師や看護スタッフでも簡単にベッドサイドで吻合部の開存確認が行え，術後の血管閉塞の早期発見に有用である．

皮膚・皮下腫瘍診断におけるエコー活用術 ……………………………………山本洋輔　19

　皮膚腫瘍診断における体表エコーは，皮膚，皮下腫瘍の性状から診断を得るのみならず，悪性腫瘍においては腫瘍の大きさ，位置，周辺組織との関係を確認することにより術式決定にも有用である．

ケロイド・肥厚性瘢痕の診療におけるエコーの活用 …………………………綾　梨乃　26

　ケロイド・肥厚性瘢痕の客観的評価法としてエコーは有用である．エコーでは客観的，かつ正確に病変の評価ができ，治療効果判定や患者への説明にも利用できる．

血管腫・血管奇形の治療におけるエコー活用術 ………………………………尾崎　峰　33

　エコーは血管腫・血管奇形の治療において，初診時から実際の治療時まで常に必要となる医療機器である．治療にあたって活用方法を十分に理解している必要がある．

下肢血管評価におけるエコー活用術 ……………………………………………此枝央人　43

　下肢静脈および動脈のエコーを用いた評価方法について記載した．静脈疾患の治療のみならず血管の評価として様々な場面で役立つため機会があれば是非習得してもらいたい．

◆編集顧問／栗原邦弘　中島龍夫
　　　　　　百束比古　光嶋　勲
◆編集主幹／上田晃一　大慈弥裕之　小川　令

【ペパーズ】
PEPARS No.154/2019.10◆目次

鼻骨骨折整復時のエコー活用術……………………………………貝田　亘ほか　52
　　　今まで手探りで行われていた鼻骨骨折整復を，エコーで可視化することで良好な
　　　治療成績を得られるようになった．これまで報告されたエコーの使用方法および
　　　新製品について述べる．

頬骨骨折術中のエコー活用術………………………………………樫村　勉ほか　60
　　　超音波診断装置により整復位を確認する頬骨骨折の我々の手術術式について，適
　　　応・手術方法・エコーの使用方法について詳述する．

インプラントによる乳房再建術後管理におけるエコー活用術……加藤千絵子ほか　68
　　　超音波によるブレスト・インプラント検査のスクリーニングおよび破損による画
　　　像所見，検査を行う際の注意点を記載する．

光音響イメージング法を用いた熱傷深度診断と移植皮膚生着評価………角井泰之ほか　75
　　　光照射によって発生する超音波を用いたイメージング法（光音響イメージング
　　　法）の熱傷深度診断および移植皮膚生着評価への応用について，筆者らが行って
　　　きた基礎研究，そして橋渡し研究について紹介する．

ライターズファイル………………………前付3
Key words index……………………………前付2
PEPARS　バックナンバー一覧……………89
PEPARS　次号予告…………………………90

「PEPARS®」とは Perspective Essential Plastic Aesthetic Reconstructive Surgery の頭文字より構成される造語．

グラフィック リンパ浮腫診断

新刊

—医療・看護の現場で役立つケーススタディ—

著者　**前川二郎**（横浜市立大学形成外科　主任教授）

リンパ浮腫治療の第一人者、前川二郎の長年の経験から、厳選された41症例の診断・治療の過程をSPECT-CTリンパシンチグラフィをはじめとする豊富な写真で辿りました。併せて患者さんの職業や既往など、診断や治療において気を付けなければならないポイントを掲載！
是非お手に取りください！

2019年4月発売　オールカラー　B5判　144頁　定価（本体価格6,800円＋税）

主な目次

Ⅰ　リンパ浮腫の診断
Ⅱ　リンパ浮腫の治療
Ⅲ　リンパ浮腫のケーススタディ

下肢、下腹部、陰部

続発性／婦人科がん（軽症例/中等症例/重症例/抗菌薬の長期投与例など11例）
続発性／直腸がん（1例）
続発性／前立腺がん（1例）
続発性／皮膚悪性腫瘍（象皮例など2例）
原発性／先天性（2例）
原発性／早発性（2例）
原発性／遅発性（中等症4例）

上　肢

続発性／乳がん（中等症例/重症例/神経障害例/抗がん剤影響例など5例）
原発性／先天性（1例）
原発性／早発性（1例）
原発性／遅発性（中等症/アトピー性皮膚炎合併例など2例）

その他の浮腫・リンパ浮腫

続発性／特殊部位（上眼瞼）
混合型脈管形態異常（クリッペル・トレノニー・ウェーバー症候群など）
脂肪吸引経験例
トンプソン手術例
内分泌疾患による浮腫（バセドウ病）
静脈性浮腫
脂肪浮腫

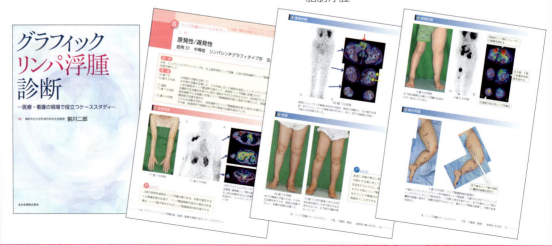

全日本病院出版会

〒113-0033　東京都文京区本郷3-16-4　Tel:03-5689-5989
www.zenniti.com　Fax:03-5689-8030

◆特集/形成外科におけるエコー活用術

皮弁術における術前・術中エコー活用術

佐次田　保徳*

Key Words：超音波検査(ultrasound examination)，皮弁術(flap surgery)，穿通枝皮弁(perforator flap)，カラー・ドプラ法(color Doppler mode)，術前計画(preoperative planning)，術中エコー(intraoperative ultrasound)

Abstract　エコーによる皮弁栄養血管評価には，カラーモードの発達，特に穿通枝の検出が容易かつ確実になったことが大きい．カラーモードで表示される赤信号は，血管内を進行する赤血球の流速のうち，プローベに向かうベクトル分の流速の総和である．この理解は，そのまま，検出のテクニックにつながり，ありとあらゆる皮弁の栄養血管の起始部から皮弁内までの評価が可能である．設定は，周波数を 12 MHz，フォーカス 2 cm，流速のレンジ 5 cm/sec としている．栄養血管の選別は，血管径の大きなものがよいが，更に平井の分類の I 型を選択することが望ましく，おのずと抵抗係数が低く，加速時間が短く，収縮期最大速度が大きい血管が選別できる．ただし，瘢痕内部などでの血管の評価は，流速が過大評価されるため注意を要する．また，術中エコーでは，皮弁剥離先進部と栄養血管との距離の可視化が，大きな武器となる．

はじめに

　表在領域の超音波診断装置(以下，エコー)の進歩は，隣接する運動器の診断へと広がりを見せ，多種の学会でそれらの領域の発表の数が 10 年前の数倍に達し，隔世の感がある．筆者は，2004 年から 78 例の皮弁術の術前計画を，エコーのみに頼って行ってきた．安全な計画にはカラーモードの発達で穿通枝の検出が容易かつ確実になったことが大きく寄与している．カラーモードの原理を理解できると，検出のテクニックにそのままつながり，ありとあらゆる皮弁の栄養血管の起始部から皮弁内までの評価が可能である．

皮弁計画におけるエコーの使い方

1. エコー機器の設定と開始

　超音波検査は手術の 1 週間以内に 1 度は行い，計画している皮弁の栄養血管を評価し，更に術中に体位を取った後にも行っている．これは，体表上に投影させる有名栄養血管のスケッチや穿通枝のマーキングが，仰臥位と手術時の体位で最大約 2 cm ずれることを経験していることによる．1 回の検査に平均 15 分を要している．これまでのデータに基づき[1]，設定については，周波数を 12 MHz(メガヘルツ)，フォーカス(超音波が最も鋭敏となる組織の深さ)を 2 cm，流速のレンジ(カラーモードで最も鋭敏に検出される速度)を 5 cm/sec としている[2]．この設定を変化させる必要を，いかなる皮弁の計画でもほぼ感じない．一般に，周波数が高いほど細かく描出できるが，検査できる深度は浅くなる．周波数はその機種の最大で設定するとよいが，8 MHz 以上が望ましい．以上の設定をテクニシャンと相談して新たなプリセットのスイッチとして作成して貰っている．実際のスキャンは，カラーモードから始めている．スナップを利かすことで微調整のしやすい持ち方，プローベを横方向にもって開始している．一般にエコーの画像は 2 次元で表現されるので，この 2 次元の画像

---

* Yasunori SASHIDA，〒905-0015　名護市大南 2-13-8　北部形成・外科診療所，院長/沖縄県立北部病院形成外科

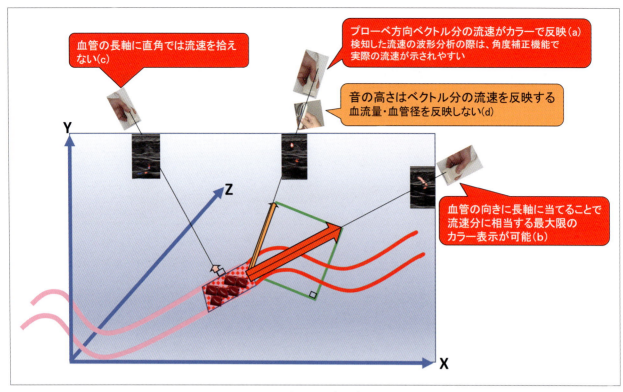

図 1. カラー・ドプラ法による多方向からの血管の観察
表示される赤いカラー信号は，血流の流速，赤血球の方向のうち，プローベに向かうベクトル分が表示される(a). 血管の長軸方向からプローベを当てる場合，血流の流速が最大限の真の値で表示される(b). プローベと血管のなす角が大きいほど赤い信号は小さくなり，90°では表示されない(c). また，ドプラ血流計では，流速のベクトル分だけ高い音として示される(d).

をプローベを動かすことで変化させ，ターゲットを追跡して，3次元の解剖的位置関係を頭の中につくりあげることは多少の訓練を要する．

2．カラーモードの原理

カラーモードで表示される赤信号は，血管内を進行する赤血球の流速のうち，プローベに向かうベクトル分の流速の総和である(図1-a)．白黒の画像による表示(プレインモード)へ，ドプラの法則で算出された上記の流速の和が赤信号として後から貼り付けられているにすぎない．発せられる超音波の方向と血流の流速が同方向ほど，ドプラの法則で算出される血流が大きくなる．そのため，血管の中の同じ流速の血流を観察しても，血管の長軸がプローベへ向かう方向，発せられる超音波と血管が一直線になるような方向，血管とプローベのなす角が0°となる方向から当てる場合は，最大限の赤信号の表示となり(図1-b)，それからずれるにしたがって赤信号は希薄となり，血管に垂直にプローベを当てると赤信号は全く表示されない(図1-c)．放物線を描きつつ蛇行しやすい性格を持つ血管を観察する場合，赤信号のとぎれとぎれの表示が見えたら，それから，血管の走行の予想に努め，できれば血流が向かってくる方向からプローベを当て直すか，あるいは，血流を妨げない範囲で皮膚の圧迫を斜めにして，より血流がプローベに向かってくる方向を確保することに努めると，カラーで描出しやすくなる．単純に皮膚へプローベを当てるとその流速がほぼプローベへ向かってきやすい穿通枝は，検出に適している血管だと言える．同じ原理で流速がマイナスの場合，つまり，プローベから遠ざかる場合は青信号で表示される．その強さも血管の長軸がプローベへ向かう方向でより表示されやすくなる．因みに，bloomingあるいはballooningとも言われる「はみ出し現象」も承知しておく必要がある．赤や青の信号は先にも述べた通り，流速のベクトル分

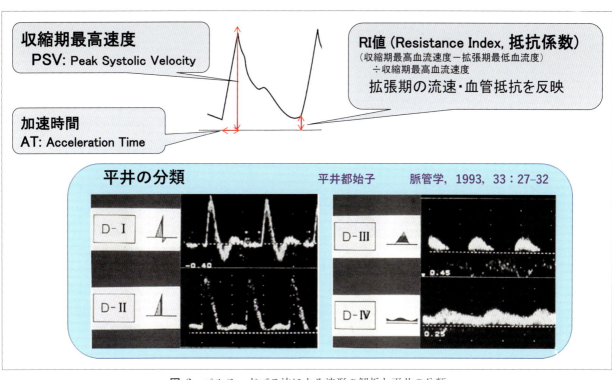

図 2. パルス・ドプラ法による波形の解析と平井の分類

の総和であり，実際の血管径ではなく，むしろ大きめに表示されている．ほとんどの穿通枝は，カラーモードでは表示されても，プレインモードに戻るとその場所を同定できないことも多い．また，患者が徐脈であればあるほど，時間あたりの高流速拍動画像が減ることになり，見逃しやすいので注意が必要である．

3．波形解析

拍動のある赤信号を見つけたら，必要な俯瞰・追跡を行う．同部を中心にプローベを細かに動かしつつ，時には回転させ，分岐の状態を観察し，赤信号の径が最大で拍動の激しいものを見極め，それを，プローベの重力で圧迫しないように支えつつ追求する．例えば，穿通枝の筋膜穿通点，あるいは，有名動脈の評価したい箇所（なるべくプローベへ向かってくる1cm以上のセグメントが望ましい）など，測定したい箇所の動画をまず記録する．そのまま，パルスドプラ法に切り替えて，時間を横軸，流速を縦軸とするグラフの静止画を記録し，波形解析を行う[2]．その際，流速を図りたい血管をゲイトと呼ばれる縦に並んだ横の線の隙間で囲むようにトラックボールを動かすが，このゲイト間の距離をサンプルボリュームと呼んでいる．血管をゲイトで挟み込めれば十分であるが，筆者は穿通枝の計測の際，サンプルボリュームを5mmと設定している．ゲイトの間に計測したい血管のセグメントを入れたら，血管の走行する角度に応じて，それに重なるように角度補正機能の直線を回転させ血管に重ねる．そうすることで，検出される流速の大きさと角度から，実際の流速，プローベへまともに向かってくる場合の流速が逆算されて，それが表示される（図1）．その時点で収縮期最大速度（peak systolic velocity；PSV）を記録し，その他，抵抗係数（resistance index：RI），加速時間（acceleration time：AT）などを記録する（図2）．角度補正機能により，血管の長軸からまともにプローベを当てなくても，正確な速度を算出できる筈であるが，60°以上の角度で超音波を当てると精度は落ちる．なるべく血管の長軸がプローベへ向かう角度で，発せられる超音波と血管が一直線になるように当てることは大切である．抵抗係数（RI）は収縮期最大速度から拡張期末速度を引き算しそれを収縮期最大速度で割った値で，末梢の血管抵抗を示すとされてい

る．つまり，拡張期の速度がない場合，最大値1と設定されていて，拡張期の速度が大きいほど小さい値となるように計算される．押し出されなくても末梢の血管床へ速く流れていくほどに小さい値となる．穿通枝では下肢動脈の基準値0.7を超えるものが多いが，可能なら1未満の値を有する穿通枝を選択したい．加速時間（AT）は測定箇所より近位の血管の狭窄を反映し，下肢動脈の評価の際はATが0.15s以上の場合，中枢部の狭窄を疑うとされている．また，流速波形を平井の分類に準じて分類した（図2）．平井の分類のI型は，おのずと，抵抗係数が低く，加速時間が短く，収縮期最大速度が大きくなることになり，このI型の血管を選択することはとても重要であると考えている．

4．有名血管

ドナー側の有名血管の評価においては，よほど特殊な事情がない限り，ほぼ全ての皮弁で，有名血管の起始部から皮弁まで，カラーを掛けなくとも，プレインモードでも追跡が可能である[3]．有名血管は体表と平行に走行している場合も多く，カラーでの追跡は，様々な方向から当てないと逆に描出されにくい場合もある．いずれのモードでも，追跡できた血管がtwitchingというかたちで拍動を示せていれば，それでよしとしており，特殊な場合を除いて波形解析は行っていない．実際の皮弁の挙上を具体的に想像しながら追跡をすることが重要で，皮弁計画に障害となる思わぬ破格が除外され，かつ，血管の拍動が見えればよしとしている．ただし，局所皮弁の場合，所謂lesion of the injuryに近く，外傷や瘢痕の近傍に皮弁の茎を設置する場合は影響を考慮する必要がある．これについては，pitfallとして後述したい．

5．穿通枝

浅いプローベへ向かってくる流速をキャッチするという意味では，カラーモードのエコーがうってつけとも言える．穿通枝が存在して欲しい場所から上下に水平方向にプローベを動かしはじめ，プローベに向かってくる流速である赤信号を探す．深筋膜を貫通する拍動のある赤信号を見つけたら，同部を中心にプローベを細かに動かしつつ，分岐の状態を観察し，赤信号の径が最大で拍動の激しいものを見極め，それを，プローベの重力で圧迫しないように支えつつ皮膚近くまで追求する．その後，プローベを回転させてなるべくその穿通枝の長軸方向で長く描出できるようにし，動画を記録する．長軸方向で描出したまま，パルスドプラ法に切り替えて，筋膜穿通点で波形解析を行っている．筋膜穿通点の1つの特徴は，本来なら低輝度一様な脂肪や筋膜が，穿通枝の周りだけややもさもさっとした感じの高輝度な陰影として認められることである．表1は主に2012年3月以降，先に発表した穿通枝皮弁の報告[1]以降のデータであるが，この48例はすべて，遊離穿通枝皮弁のうち，穿通枝に依存する皮島の挙上を必要とした遊離皮弁か，あるいは局所穿通枝皮弁のデータである．つまり皮膚を剝離・挙上した皮弁であり，かつ穿通枝を基軸としている皮弁である．筋弁に皮島が剝離されることなく乗っかっている皮弁を含んでいない．すべての局所穿通枝皮弁で，平井の分類のI型の穿通枝が選択されており，また，遊離皮弁の症例では2例で平井の分類のII型に波形が分類される穿通枝を選択していたが，他はすべてI型であった．先にも述べたが，穿通枝の選択に関しても，平井の分類のI型は，おのずと，抵抗係数が低く，加速時間が短く，収縮期最大速度が大きくなることになり，このI型の血管を選択することはとても重要であると考えている．その上で，PSVが高く，血管径が太く，ATが0.15以下の穿通枝を選択すべきである．すべての選択された穿通枝でATは0.15以下であった．実は，カラーモードで検出された穿通枝を，プレインモードで観察しようとすると，よほど穿通枝の大きい腹直筋上を除いては，不可能なことが多い．穿通枝のカラー信号は先に述べたはみ出しをみていて，もちろん，そのカラーは正確な血管の大きさの情報ではない．例えばアロカ社のe-flow，東芝のADFなど各社はみ出しの少な

表 1. 皮島の剥離挙上を要した穿通枝皮弁のエコーデータ

皮弁種	部位	皮弁名	栄養血管	診断名	年齢(歳)	皮弁の大きさ(cm×cm)	平井の分類	PSV(cm/sec)	RI	AT	血管径(mm)
局所皮弁	胸部	胸部穿通枝皮弁	大胸筋穿通枝	ペースメーカ露出	81	3.5×8		29.1	0.81	0.048	1.26
		胸部穿通枝皮弁	大胸筋穿通枝	ペースメーカ露出	75	2×7.5		27.6	0.7	0.096	0.48
		胸部穿通枝皮弁	大胸筋穿通枝	ペースメーカ露出	80	7×13		18.4	0.78	0.09	0.28
	上肢	上腕穿通枝皮弁	上腕動脈穿通枝	シャント人工血管露出	80	3×6		9.9	0.8	0.06	0.81
		上腕穿通枝皮弁	上腕動脈穿通枝	熱傷, 上腕動脈露出	66	7×12		15	0.78	0.15	1.4
		前腕穿通枝皮弁	背側骨間動脈穿通枝	尺骨遠位端骨髄炎	55	3×9		20.4	0.75	0.1	0.5
		前腕穿通枝皮弁	背側骨間動脈穿通枝 手首	手背, 伸筋腱露出	71	3×9		18.9	0.75	0.013	NA
		前腕穿通枝皮弁	腕橈骨筋穿通枝	肘, 骨髄炎	52	5×9		19.9	0.77	0.03	0.7
		手穿通枝皮弁	小指外転筋穿通枝	小指皮膚壊死	52	1.5×3		6.4	0.74	0.07	0.8
	殿部	殿部穿通枝皮弁	下殿動脈穿通枝	毛巣洞	19	7×25		12.7	0.86	0.1	0.46
		殿部穿通枝皮弁	下殿動脈穿通枝	褥瘡	77	5×12		23.8	0.77	0.078	0.82
		殿部穿通枝皮弁	下殿動脈穿通枝	瘢痕拘縮	44	7×19		18.5	0.84	0.09	0.66
		殿部穿通枝皮弁	下殿動脈穿通枝	褥瘡	74	6×21		25	0.71	0.09	1.49
		殿部穿通枝皮弁	下殿動脈穿通枝	褥瘡	73	5×12		29.9	0.84	0.09	1.1
		殿部穿通枝皮弁	下殿動脈穿通枝	褥瘡	93	8×19		11.3	0.8	0.1	1.6
		殿部穿通枝皮弁	下殿動脈穿通枝	褥瘡	74	4×10	I	12.6	0.86	0.023	1.1
		殿部穿通枝皮弁	下殿動脈穿通枝	褥瘡	85	5×13		23.4	0.77	0.018	1
		殿部穿通枝皮弁	下殿動脈穿通枝	尿道皮膚瘻	72	5×22		14.3	0.69	0.09	1.04
		殿部穿通枝皮弁	下殿動脈穿通枝	毛巣洞	19	6×19		20	0.73	0.078	0.89
	下肢	大腿穿通枝皮弁	薄筋穿通枝	熱傷瘢痕	62	7×16		28.7	0.77	0.14	0.55
		下腿穿通枝皮弁	後脛骨動脈穿通枝	皮膚剥脱創, 脛骨露出	6	3×7.5		20	0.6	0.01	0.5
		下腿穿通枝皮弁	前脛骨動脈穿通枝	下腿開放骨折, 皮膚欠損	89	4×15		39	0.79	0.08	0.64
		下腿穿通枝皮弁	前脛骨動脈穿通枝	下腿開放骨折, 皮膚欠損	35	3×7		4.5	0.68	0.083	0.8
		下腿穿通枝皮弁	腓骨動脈穿通枝	下腿開放骨折, 皮膚欠損	57	12×25		10	0.68	0.08	2.1
		下腿穿通枝皮弁	後脛骨動脈穿通枝	糖尿病性壊疽	49	6×14		131	0.69	0.01	2
		下腿穿通枝皮弁	後脛骨動脈穿通枝	下腿骨髄炎	62	9×16		42	0.78	0.1	1.6
		下腿穿通枝皮弁	後脛骨動脈穿通枝	下腿骨髄炎	60	4×9		37.9	0.84	0.18	1.1
		下腿穿通枝皮弁	後脛骨動脈穿通枝	下腿開放骨折, 皮膚欠損	22	3×9		49	0.63	0.14	0.7
		足穿通枝皮弁	外側踵骨動脈穿通枝	足関節後面瘢痕潰瘍	80	2×5		8.5	1	0.027	0.4
		足穿通枝皮弁	外側足底動脈穿通枝	第V中足骨骨髄炎	25	2.5×5		13	0.55	0.11	0.4
		足穿通枝皮弁	第I中足動脈穿通枝	足壊疽, 骨髄炎	56	4×14		32	0.71	0.084	1.1
遊離皮弁	胸部	胸背動脈穿通枝皮弁	胸背動脈穿通枝	側頭骨骨髄炎	65	7×13		10.2	0.8	0.1	1
		胸背動脈穿通枝皮弁	胸背動脈穿通枝	足壊疽	59	8×16		30	0.66	0.1	1.2
	腹部	深腸骨回旋動脈穿通枝皮弁	深腸骨回旋動脈穿通枝	手背伸筋腱露出	47	5×12	I	36	0.75	0.09	1.41
		浅腸骨回旋動脈穿通枝皮弁	浅腸骨回旋動脈穿通枝	手, 皮膚剥脱創	30	8.5×21		20	0.8	0.5	NA
		深下腹壁動脈穿通枝皮弁	深下腹壁動脈穿通枝	乳癌	37	12×24		27.3	0.68	0.01	NA
		深腸骨回旋動脈穿通枝皮弁	深腸骨回旋動脈穿通枝	足皮膚欠損	3	3×7		29.3	0.7	0.05	0.4
	下肢	前外側大腿皮弁	外側大腿回旋動脈下行枝穿通枝	舌癌	55	8×16	II	20	0.7	0.02	NA
		前外側大腿皮弁	外側大腿回旋動脈下行枝穿通枝	咽頭癌	55	7×12		12	0.8	0.1	0.8
		前内側大腿皮弁	外側大腿回旋動脈下行枝穿通枝	舌癌	60	10×17		7.9	0.6	0.04	0.9
		前外側大腿皮弁	外側大腿回旋動脈下行枝穿通枝	舌癌	62	11×20		18	0.8	0.1	0.4
		前外側大腿皮弁	外側大腿回旋動脈下行枝穿通枝	中咽頭癌	53	7×15		14	0.67	0.02	0.9
		前外側大腿皮弁	外側大腿回旋動脈下行枝穿通枝	膿胸	56	7×19	I	14	0.9	0.1	1.1
		前外側大腿皮弁	外側大腿回旋動脈下行枝穿通枝	手, 皮膚剥脱創	34	16×28		15.4	1	0.04	0.8
		前内側大腿皮弁	外側大腿回旋動脈下行枝穿通枝	舌癌	68	8×16		12	0.7	0.02	0.9
		腓骨動脈穿通枝皮弁	腓骨動脈穿通枝	小顎症	9	5×15		35.3	0.8	0.027	0.7
		腓腹動脈穿通枝皮弁	腓腹動脈穿通枝	母指動静脈瘻	37	6.5×12		19.6	1	0.11	0.83
		medialis pedis flap	内側足底動脈穿通枝	示指皮膚欠損	41	3×6	II	10.3	1	0.05	1.2

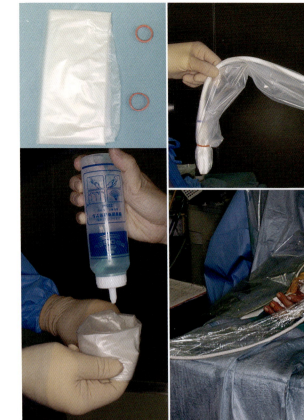

図 3.
術中エコーの準備写真
長いビニール(術中エコー用の物品か傘用ビニール)を滅菌(a). ゼリーを底面へ滅菌を保ちつつ入れる(b). エコープローベを滅菌(c)して術野に固定(d). 操作パネルも滅菌ビニール(当院ではシネアンジオ時のイメージカバーを使用)で被覆すると自分で操作が可能となる(e).

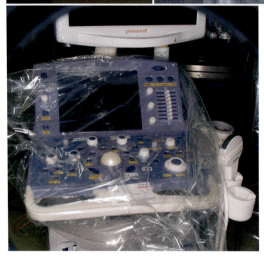

いモードを備えており先の血管径データはなるべくはみ出しの少ないモードで計測した値ではあるが,穿通枝の血管径を正確に反映する情報を与えてはくれていない.ただし,同一条件下の検査で,目視によるより大きな血管径の選択は可能であり,なるべく大きな血管径を含む皮弁を計画するように努めている.

術中エコー

2012 年以降は全ての動脈皮弁術において術中エコーを行っている.エコーのプローベにたっぷりゼリーを載せ,滅菌したビニールで包んで清潔を保ち,エコーの操作パネルをシネアンジオ操作の際の滅菌ビニールなどで被い,プローベを手に操作パネルを直に操作できるようにしている(図3).

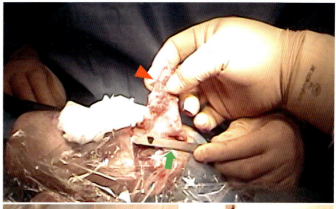
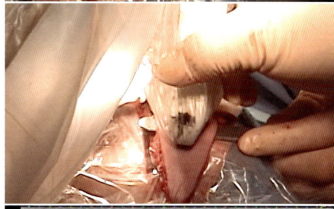
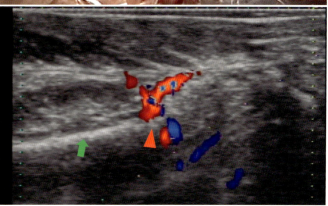

図 4.
術中エコー
皮弁剝離先進部と穿通枝の関係，臨床写真とエコー像
剝離された皮弁(赤三角▼)を挙上して剝離先進部に腸ベラ(緑矢印➡)を置く(a).
皮弁を戻してエコーを当てる(b). 白い高輝度の線状の腸ベラ(緑矢印➡)と穿通枝(赤三角▼)が描出される(c). これらの距離は非常に近く剝離は終了し，皮弁設置となった.

もちろん術中に新たな栄養血管を探す場合もあるが，特に有用なのは皮弁を挙上した際，剝離先進部と栄養血管との距離を可視化できることにある．剝離面に腸ベラや鉗子など描出しやすい金属をおいて皮弁を戻し，そのままカラーモードで観察すると，穿通枝などの栄養血管を直視せずに，皮弁の栄養血管から剝離先進部の距離を測ることも可能である(図4)[4)5)]．設置した皮弁内の血管は，遊離皮弁の場合は挙上前より血流が増大しており評価がしやすいが，局所皮弁の場合は通常皮弁内の血流は術直後は低下しており判断が難しい．それでも，わずかながらにしろ再現性が確認できる拍動する血流信号を皮弁の中央部分でみつけることができれば，血流としては十分なことが多い．また，皮弁うっ血の際，その原因静脈を特定することも可能で，設置した皮弁の内部のうっ滞した大きな静脈からのバイパス術で皮弁を救済することもできる．

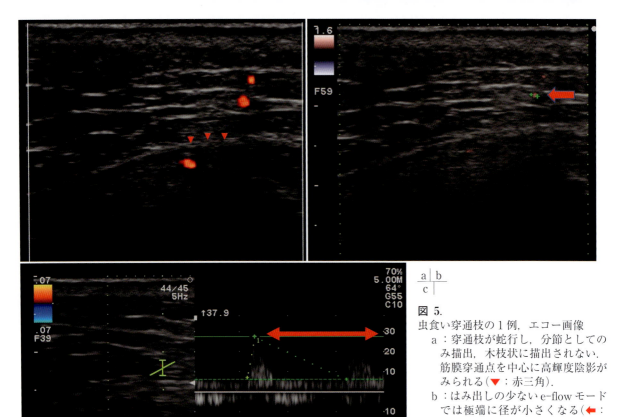

図 5.
虫食い穿通枝の 1 例. エコー画像
 a：穿通枝が蛇行し, 分節としてのみ描出. 木枝状に描出されない. 筋膜穿通点を中心に高輝度陰影がみられる(▼：赤三角).
 b：はみ出しの少ないe-flowモードでは極端に径が小さくなる(←：赤矢印).
 c：PSVは高い値を示す(↔：赤矢印).

Pitfall①
―所謂 lesion of the injury での穿通枝検索 虫食い穿通枝への警戒―

　局所穿通枝皮弁をデザインする際，栄養血管を問題の開放創や瘢痕などの近くに置くと正常なより離れた皮膚を回転させやすい場合も多く，茎部を褥瘡や外傷を受けた組織の近傍へ置きたい．しかし，近ければ近いほどリスクは伴う．例えば潰瘍周辺の穿通枝のマッピングは，エコーで検索すると月単位で変化する．全体として血流はある時期まで増加し[6)7)]，検出できる穿通枝の数は増えるが，1本1本の穿通枝に限っては，必ずしもそうとも言えない．特に，瘢痕や外傷近傍の穿通枝が，先細りのきれいな弯曲を描かずに，虫食い状を呈し，究極的には分節状のとぎれとぎれの描出しかされない場合に注意が必要である．瘢痕や外傷の影響で穿通枝が蛇行，狭窄した場合，内部血流とは相関せずにPSVが高くなり，カラーモードで強力な赤信号が認められてくる．それは血管の狭窄に伴ってその部分の流速が増大してしまい，その増大した流速を赤信号としてカラーモードで反映してしまうためである．因みに下肢血管ではPSVの増大を狭窄の診断法の1つと定めている．もちろん周辺の脂肪や瘢痕組織も変化しているため不均一な高輝度あるいは低輝度信号として認められやすく，また，蛇行している分，画面で長い血管の描写が難しくなり，その割に赤信号は極端にその血管径が変化しつつ，強い拍動を示しやすい．そして波形は平井のⅠ型あるいはⅡ型を示し，PSVは高くなる(図5)[8)]．そういう状況が疑われた場合，カラーのはみ出しを少なくするモード，表1の血管径を計測したモードへ切り替えると，極端に血管が細くなる．筆者はその場合は，少し離れた安全域の他の穿通枝を選択するか，あるいは，数本の穿通枝を皮弁に含めるデザインを描くよう努めている．

Pitfall②
―acoustic Doppler, pencil-type Doppler の限界―

　Acoustic Doppler, pencil-type Doppler の限界もカラーモードの原理を理解すると更に認識しやすい．音のみで血管を検出するドプラ血流計は，皮下において盲目的に流速をさぐり，流速が早ければ速いほど，高音を発し，可聴域に適するようになっている．ただし発する音は，ボリュームコントロールが可能で，この時点で all-or-none の有用性しかない．この血流計はほぼ振動数 5 MHz で設定されており，腹腔内の腸管の精査にも利用される振動数で，体の深部まで容易に届きそこでの血流を拾い得る．エコー装置で流速波形を示すパルス・ドプラモードの pulsed-wave は低流速の検知に鋭敏とされているが，ドプラ血流計から発する超音波は continuous wave であり，この波は心エコーなどで利用され，高流速の検出に適しているとされており，穿通枝など低流速の検知力は劣る．穿通枝の中にも皮膚へかなり斜めに流入するものもある．例えばある上腹壁動脈穿通枝などは 12°で皮膚へ流入していた[1]．先に述べたように血管と超音波のなす角が大きい程，実際の流速のベクトル分の流速は減ることになり，拾える流速が減る分，false negative となりやすく（図 1-c），また，瘢痕内などで血管が狭窄している場合，いわば虫食い穿通枝などを検出した場合は，部分的に高流速となりやすく，false positive となりやすい．以上を認識しておくと，より有用にドプラ血流計が利用できる．

おわりに

　穿通枝でも有名動脈でも，エコーで血流を評価する際には，まず平井のⅠ型を選択することが重要で，その上で PSV が高く，血管径が大きいものを選択すべきである．しかし穿通枝の場合，カラーモードのみで描出可能な場合が多く，瘢痕内で検出されるそれには，虫食い穿通枝が含まれていないか，警戒する必要がある．e-flow モードなどはみ出しの少ないモードでもある程度の血管径が維持されているか確認する必要がある．エコーをよりどころに計画した皮弁 78 例のうち部分壊死を 2 例で認めたが，いずれもうっ血によるもので，静脈の評価は難しい．術中エコーでも，静脈の異常な拡張を認めなかった．特に四肢では，表在の静脈弁が一貫した法則に則って位置しないことも多く，筆者はデザインの際，可能なら，皮島の一部を切開しないデザインを置き，表在静脈の流出路を残す伏線を張っている．また，皮膚の内部の血管には，有名血管と同等の大きさで深筋膜を穿通しそのまま真皮へ入るものなどもあり，皮弁計画には利用できたが，命名，分類に苦慮した．逆に言うと，これまでの後付けの命名に囚われない，オーダーメイドな皮弁計画の広がりも示唆し得るエコーは有用なこと，この上ないと言えよう．

参考文献

1) 佐次田保徳ほか：【組織移植における術前ルーティーン検査・評価】穿通枝皮弁におけるカラードプラエコーの有用性（原著論文/特集）．日本マイクロ会誌．**26**(1)：1-9, 2013.
2) https://www.youtube.com/watch?v=FTP_T2Gd_xM&feature=youtu.be
　Summary　エコーによる穿通枝描出のデモビデオ．
3) https://youtu.be/q-vKrJuYJi8
　Summary　ALT 穿通枝起始部から皮膚まで．
4) 佐次田保徳，石田有宏：以前に設置された皮弁内から挙上された穿通枝皮弁症例（perforator flap in the previous flap）に於けるカラー・ドプラ エコーの有用性について．日マイクロ会誌．**29**(4)：236-242, 2016.
5) https://www.youtube.com/watch?v=olhQMCzs-vY
　Summary　術中エコーのビデオ．
6) Rubino, C., et al.：Haemodynamic enhancement in perforator flaps：the inversion phenomenon and its clinical significance. A study of the relation of blood velocity and flow between pedicle and perforator vessels in perforator flaps. J Plast Reconstr Aesthet Surg. **59**：636-643, 2006.
7) 三鍋俊春：【微小循環の新展開】皮膚微小循環における血行形態変化の新しい解釈　choke 血管から穿通枝まで（解説/特集）．形成外科．**56**：811-817, 2013.
8) https://youtu.be/ao36De-BVMM
　Summary　虫食い穿通枝のビデオ．

2019-2020 全国の認定医学書専門店一覧

北海道・東北地区

北海道	東京堂書店・北24条店
	昭和書房
宮城	アイエ書店
秋田	西村書店・秋田支店
山形	髙陽堂書店

関東地区

栃木	廣川書店・獨協医科大学店
	廣川書店・外商部
	大学書房・獨協医科大学店
	大学書房・自治医科大学店
群馬	廣川書店・高崎店
	廣川書店・前橋店
埼玉	文光堂書店・埼玉医科大学店
	大学書房・大宮店
千葉	志学書店
東京	明文館書店
	文光堂書店・本郷店
	文光堂書店・外商部
	文光堂書店・日本医科大学店
	医学堂書店
	稲垣書店
	文進堂書店
	帝京ブックセンター（文進堂書店）
	文光堂書店・板橋日大店
	文光堂書店・杏林大学医学部店
神奈川	鈴文堂

東海・甲信越地区

山梨	明倫堂書店・甲府店
長野	明倫堂書店
新潟	考古堂書店
	考古堂書店・新潟大学医歯学総合病院店
	西村書店
静岡	ガリバー・浜松店
愛知	大竹書店
	ガリバー・名古屋営業所
三重	ワニコ書店

近畿地区

京都	神陵文庫・京都営業所
	ガリバー・京都店
	辻井書院
大阪	神陵文庫・大阪支店
	神陵文庫・大阪サービスセンター
	辻井書院・大阪歯科大学天満橋病院売店
	関西医書
	神陵文庫・大阪大学医学部病院店
	神陵文庫・大阪医科大学店
	ワニコ書店
	辻井書院・大阪歯科大学楠葉学舎売店
	神陵文庫・大阪府立大学羽曳野キャンパス店
兵庫	神陵文庫・本社
奈良	奈良栗田書店・奈良県立医科大学店
	奈良栗田書店・外商部
和歌山	神陵文庫・和歌山営業所

中国・四国地区

島根	島根井上書店
岡山	泰山堂書店・鹿田本店
	神陵文庫・岡山営業所
	泰山堂書店・川崎医科大学店
広島	井上書店
	神陵文庫・広島営業所
山口	井上書店
徳島	久米書店
	久米書店・医大前

九州・沖縄地区

福岡	九州神陵文庫・本社
	九州神陵文庫・福岡大学医学部店
	井上書店・小倉店
	九州神陵文庫・九州歯科大学店
	九州神陵文庫・久留米大学医学部店
熊本	金龍堂・本荘店（外商）
	金龍堂・まるぶん店
	九州神陵文庫・熊本出張所（外商）
	九州神陵文庫・熊本大学医学部病院店
大分	九州神陵文庫・大分営業所
	九州神陵文庫・大分大学医学部店
宮崎	田中図書販売（外商）
	メディカル田中
鹿児島	九州神陵文庫・鹿児島営業所

＊医学書専門店の全店舗（本・支店，営業所，外商部）が認定店です。各書店へのアクセスは本協会ホームページから可能です。

2019.06作成

　日本医書出版協会では上記書店を医学書の専門店として認定しております。本協会認定証のある書店では，医学・看護書に関する専門的知識をもった経験豊かな係員が皆様のご購入に際して，ご相談やお問い合わせに応えさせていただきます。
　また正確で新しい情報を常にキャッチし，見やすい商品構成などにも心がけて皆様をお迎えいたします。医学書・看護書をご購入の際は，お気軽に，安心して認定店をご利用賜りますようご案内申し上げます。

JMPA 一般社団法人 日本医書出版協会
https://www.medbooks.or.jp/

〒113-0033
東京都文京区本郷5-1-13 KSビル7F
TEL (03)3818-0160　　FAX (03)3818-0159

◆特集／形成外科におけるエコー活用術

遊離皮弁術後モニタリングにおけるエコー活用術

荻野晶弘[*1]　大西　清[*2]

Key Words: 超音波画像診断(ultrasound imaging), ポータブルエコー(portable echo), 皮弁術後モニタリング(postoperative flap monitoring), 血流評価(blood flow evaluation), 遊離組織移植(free tissue transfer)

Abstract　遊離組織移植を用いた再建手術において，吻合部血栓を早期に検知し，迅速な処置を講じることは術後管理の重要なポイントである．吻合部血栓は早期に発見されればその救済率は高まるが，血管の閉塞から発見までの時間の遷延は皮弁の救済率を低下させる．これまでは，視診(皮弁の色調観察)，触診(capillary refilling test)，試験穿刺(pin prick test)などを基本とした臨床的観察による皮弁モニタリングを行ってきた．しかし，その評価に確実性を求めると，ある程度経験のあるマイクロサージャン(多くは術者)による数時間ごとの定時確認を要するため，その負担は大きい．経験の浅い医師や看護スタッフでも簡便かつ客観的に評価できる皮弁モニタリング法が理想的である．本稿では，ポータブルエコーによる遊離皮弁移植後の皮弁モニタリング法の概要について述べた．

はじめに

マイクロサージャリーの発展により，遊離組織移植を用いた再建手術は高い成功率が得られるようになった．しかし，吻合部血栓を生じた場合，緊急手術で血栓の除去・再吻合を行い，再開通が得られればよいが，皮弁完全壊死に至った場合には再度の再建手術を要するなど，治療に難渋する．そのため，吻合部血栓を早期に発見し，血栓の除去・再吻合による皮弁救済率を上げるためには，術後の皮弁モニタリングが重要となる．

我々は，2015年からポータブルエコーによる吻合血管の血流評価を行い，その有用性を確認している[1]．本稿ではポータブルエコーによる吻合血管評価と超音波画像を提示し，遊離組織移植後の皮弁モニタリング法の概要について述べる．

超音波診断装置

使用した超音波診断装置はVenue40®(GEヘルスケア・ジャパン，日本製)で，操作性と高画質を両立したコンパクトな超音波診断装置である(図1)．操作ボタンは「Freeze(止める)」，「Store(保存)」，「Gain(明るさ調整)」，「Depth(診断する深さの調整)」のわずか4つに絞られ，専用キーボードをなくし，タッチパネル式の操作で利便性を向上させ，シンプルかつ高い操作性を有している．そのため，超音波診断装置未経験者でも簡単に操作が可能である．起動時間はわずか17秒で，約1時間のバッテリー駆動が可能で，移動用の上下可動式ドッキングカートと設置用のドッキングステーションが装備され，場所を選ばず使用できる．また，10.4インチのモニターにより，従来のポータブルエコーより画質・視認性ともに向上した．

プローブには，12Lリニアプローブ，4Cコンベックスプローブ，L8-18iリニアプローブの3種類がある．エコーのモードはBモードのほかに，カラーフローモード(血流方向確認可能)とパワードプラモードが実装されている．

[*1] Akihiro OGINO, 〒143-8541　東京都大田区大森西6-11-1　東邦大学医療センター大森病院形成外科，准教授
[*2] Kiyoshi OHNISHI, 同，主任教授

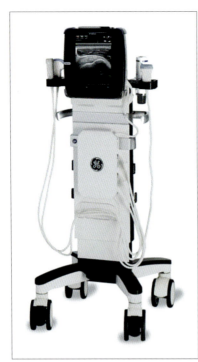
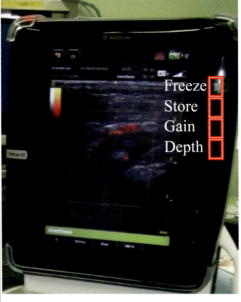

図 1.
超音波診断装置 Venue40®

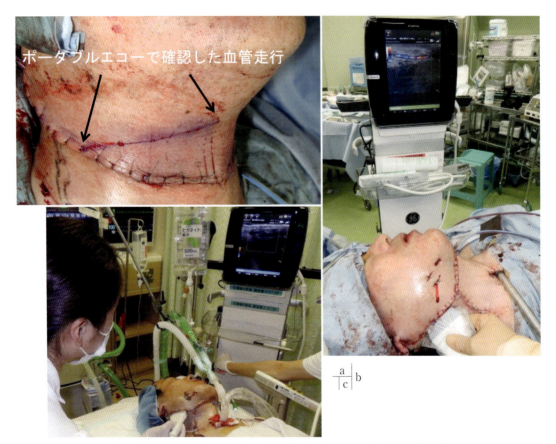

図 2. 吻合血管走行のマーキングとポータブルエコーによる血管描出
a：血管の走行を皮膚上にピオクタニン液で tattoo をしてマーキングした（矢印）．
b：マーキングに沿ってプローブをあてて，血管吻合部からの皮弁血管走行をポータブルエコーで確認した．
c：担当医師が担当看護スタッフにポータブルエコーの使用方法やプローブのあて方などを詳細に指導した．

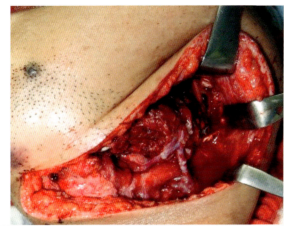
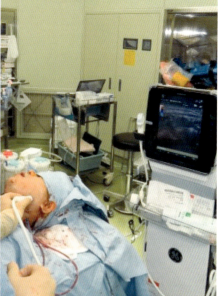
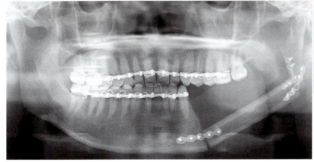

図 3. 症例 1：35 歳，男性．下顎骨エナメル上皮腫
a：血管吻合後．動静脈吻合部からの皮弁血管走行を視認した．
b：閉創後．血管吻合部からの皮弁血管走行をポータブルエコーで確認した．
c：術後オルソパントモグラフィー．良好な下顎形態が得られた．

皮弁モニタリング方法の実際

遊離組織再建手術での血管吻合終了後，閉創前に血管吻合部からの皮弁内血管走行を視認し，皮膚上にピオクタニン液で仮のマーキングを行う．閉創直後に手術室で血管吻合部からの血管走行をポータブルエコーで再確認し，ピオクタニン液でtattoo する(図 2-a)．これにより，マーキングに沿ってプローブを当てれば，吻合部遠位の皮弁内血流シグナルを誰でも繰り返し確認することができる(図 2-b)．なお，実際に使用したプローブは12 L リニアプローブで，カラーフローモードで動静脈ともに血流シグナルを確認した．

術後，医師によるベットサイドでの皮弁観察時には，皮弁色調および capillary refilling(毛細血管再充満)，皮弁表面の性状(腫脹・弾力性)の評価，pin prick test 時の出血所見などの臨床的観察に加え，ポータブルエコーによる血流評価を行った．担当医師は，上述のチェックを手術当日は ICU 帰室後の 1 回，第 1 病日より第 3 病日までは 1 日 3 回，以降第 7 病日までは 1 日 1 回継続して行った．看護スタッフは，術直後より第 3 病日までは 3 時間ごとに，以降第 7 病日までは 1 日 3 回のチェックを継続して行った．なお，ICU 帰室時と一般病棟転棟時には，担当医師が担当看護スタッフとともにチェックを行い，ポータブルエコーの使用方法やプローブのあて方などを詳細に指導した(図 2-c)．

代表症例

症例 1：35 歳，男性

下顎骨エナメル上皮腫に対する下顎区域切除後に，血管柄付き腓骨皮弁による再建を施行した．血管吻合は，顔面動静脈と腓骨動静脈を端々吻合した．血管吻合後に血管吻合部からの皮弁内血管走行を視認してマーキングし(図 3-a)，閉創後，血管吻合部からの血管走行をポータブルエコーで確認した(図 3-b)．術後，担当医師，看護スタッ

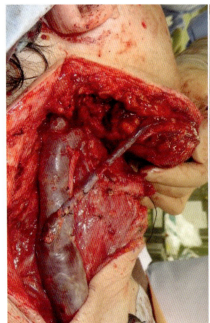
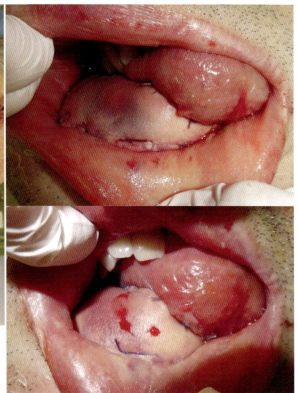

図 4. 症例 2：65 歳，男性．下顎歯肉癌
a：血管吻合後．動静脈吻合部からの皮弁血管走行を視認した．
b：術後 1 病日，皮弁うっ血を認めた（上）．ポータブルエコーでの血流評価では，吻合動脈の flow に問題は認めなかったが，吻合静脈の狭窄を疑い，静脈の再吻合を行った．術後，皮弁うっ血の改善を認めた（下）．

フによる皮弁モニタリングに異常は認めず，トラブルなく生着した．術後のオルソパントモグラフィーでも良好な下顎形態が得られた（図 3-c）．

症例 2：65 歳，男性

下顎歯肉癌に対して下顎再建プレートと遊離腹直筋皮弁による再建を施行した．血管吻合は，顔面動脈と深下腹壁動脈，外頸静脈と深下腹壁静脈を端々吻合した．血管吻合後に血管吻合部からの皮弁内血管走行を視認してマーキングし（図 4-a），術後は同様にポータブルエコーによる皮弁モニタリングを行った．術後 1 病日早朝，皮弁うっ血と創部からの出血増加を認め，担当看護師から連絡が入った．担当医師によるポータブルエコーでの血流評価では，吻合動脈の flow に問題は認めなかったが，吻合静脈の狭窄を疑い，静脈の再吻合を行った．静脈の再開通により，術後皮弁うっ血の改善を認め（図 4-b），その後皮弁は全生着した．

症例 3：70 歳，男性

口腔底癌に対して遊離前腕皮弁による再建を施行した．血管吻合は，顔面動静脈と橈骨動静脈，外頸静脈と皮静脈を端々吻合した．第 1 病日に皮弁の蒼白を認めた（図 5-a）．ポータブルエコーによる血流評価で，吻合部より皮弁側の血流シグナルは確認できず，吻合血管の動静脈血栓による閉塞と診断した（図 5-b）．血栓除去・再吻合を施行し再開通を得たが，第 5 病日に再び血栓形成を認め，皮弁は全壊死した．後日，有茎広背筋皮弁によるサルベージ手術を施行した．

考　察

遊離組織移植後の皮弁モニタリング方法としては，皮弁の色調観察，capillary refilling test（毛細血管再充満），皮弁表面の性状（腫脹・弾力性）の評価，pin prick test 時の出血所見などの臨床的観察

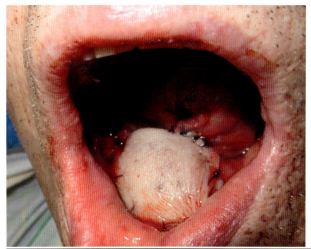
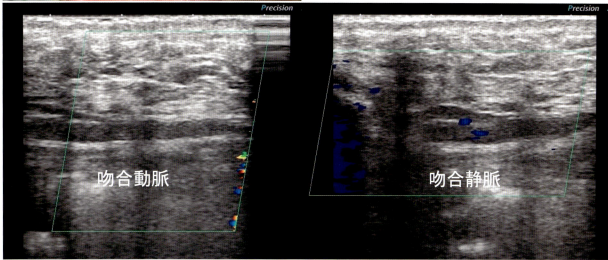

図 5. 症例 3：70 歳，男性．口腔底癌
a：第 1 病日に皮弁蒼白を認めた．
b：超音波画像所見．動静脈吻合部より皮弁側に血流シグナルは確認できなかった．吻合血管は動静脈ともに閉塞していると診断した．

法が普遍的な方法として広く普及している．しかし，その評価に確実性を求めると，ある程度経験のあるマイクロサージャン（多くは術者）による数時間ごとの定時確認を要するため，その負担は大きい．Chubb ら[2]は，臨床的観察法による皮弁モニタリングを行った 252 例で，感度 84.6%，偽陽性率 0.4%，救済率 61.5%，皮弁成功率は 98% とその有用性を報告している．上薗ら[3]は，同様に臨床的観察法での感度 100%，偽陽性率 0.2%，皮弁成功率は 98.5% とよかったが，皮弁救済率が 27.3% と低く，より早期に血栓を察知することの重要性を述べている．また，皮弁観察に慣れていない看護スタッフでは判断に迷う可能性があるため，術直後の皮弁カラー写真と観察時の色調を比較することで客観性を保つように工夫し，初回の観察時には担当医師と看護スタッフが共同して観察すべき部位などの情報を症例ごとに共有していると述べている．しかし，これらがん専門病院など再建症例の多い施設であれば若い医師や看護スタッフでも皮弁観察に慣れやすい環境にあるが，一般の施設ではその判断に迷うことや，重大な変化を見逃すことが多く，深夜に迷った場合に上級医を呼び出すことを戸惑い，結果として発見が遅れ救済できなかった経験をしたことがあると思われる．臨床的観察法の補助的な皮弁モニタリング法として，ドプラ聴診器[4]やレーザードプラ血流

計[5]，皮弁皮膚温度測定[6]，組織酸素飽和度測定[7][8]，二酸化炭素分圧測定[9]，皮弁血糖測定[10]，超音波検査[11]など様々な方法が報告されている．ドプラ聴診器は，簡便だが，周囲の血管音を誤聴取する可能性がある[4]．レーザードプラ血流計は，非侵襲的かつ簡便に連続モニタリングが可能であるが，組織や患者ごとに血流値は変動し，相対的な評価となり解釈に経験を要する[5]．皮弁皮膚温度測定[6]，組織酸素飽和度測定[7][8]，二酸化炭素分圧測定[9]，皮弁血糖測定[10]は，計測部位や移植皮弁の種類による測定値の差異が大きく，それらに応じたカットオフ値の設定が必要となる．それに対し，超音波検査は非侵襲的に詳細な吻合血管の血流評価が可能である．しかし，据置型の超音波機器では血管描出など実際の手技には熟練を要し，装置の取り扱いにも経験を要するため，検査技師との連携が必要となる[11]．

一方，Venue40®はタッチパネル式のポータブルエコーで，Freeze，Store，Gain，Depthの4つのボタンを中心としたシンプルな構造のため，超音波機器を使用したことがない若い医師や看護スタッフでもベッドサイドで簡単に取り扱うことができる．また，据置型の超音波機器と同様の高解像度エコー画像を描出でき，閉創時にピオクタニンでtattooしたマーキングに沿ってプローブをあてるだけで吻合部の開存確認を容易に行うことができる．

理想的な皮弁モニタリング法は，熟練者でなくても実施でき，再現性があり，評価が容易で，無侵襲的に繰り返し行えるものと考える．臨床的観察法が最も信頼性のある方法であることは言うまでもないが，術後，頻回の定時チェックを行う若い医師や看護スタッフでも簡便に血行をモニタリングできるポータブルエコーは，臨床的観察法の補助診断として有用と思われる．

おわりに

ポータブルエコーを用いた遊離組織移植後の皮弁モニタリングの概要について述べた．ポータブルエコーは，超音波検査と同様の高解像度のエコー画像を描出でき，経験の浅い若手医師や看護スタッフだけでベッドサイドでの吻合部開存確認が容易で，術後の血管閉塞の早期発見に有用と思われた．

参考文献

1) 荻野晶弘ほか：汎用超音波画像診断装置（Venue40®）による遊離組織移植後の血流評価．日マイクロ会誌．31(3)：120-126，2018．
   Summary ポータブルエコー（Venue40®）による遊離組織移植後の血流評価の詳細について述べられている．

2) Chubb, D., et al.：The efficacy of clinical assessment in the postoperative monitoring of free flaps：a review of 1140 consecutive cases. Plast Reconstr Surg. 125：1157-1166, 2010.
   Summary 臨床的観察法による皮弁モニタリングを施行した252例の感度と偽陽性率，救済率，皮弁成功率などの詳細について報告している．

3) 上薗健一ほか：臨床的観察による遊離皮弁血流モニタリング～頭頸部再建術後における妥当性と工夫～．日マイクロ会誌．25(2)：71-77，2012．
   Summary 臨床的観察法は，多少の経験を要し，皮弁の救済率がやや低いという欠点があるものの，高感度かつ偽陽性率が低く，簡便で有用であると述べている．

4) Disa, J. J., et al.：Efficacy of conventional monitoring techniques in free tissue transfer：An 11-year experience in 750 consecutive cases. Plast Reconstr Surg. 104：97-101, 1999.
   Summary 遊離組織移植後の従来から使用している皮弁モニタリング方法の有用性について述べている．

5) Salgado, C. J., et al.：Flap monitoring and patient management. Plast Reconstr Surg. 124：295e-302e, 2009.
   Summary 皮弁モニタリングと患者の術後管理について報告している．

6) 成澤弘子ほか：肢指再接着血管柄付遊離組織移植後皮膚温モニターを行った症例の検討．日手会誌．4：269-272，1987．
   Summary 皮弁皮膚温度測定による肢指再接着，血管柄付き遊離組織移植後の皮弁モニタリングの詳細について報告している．

7) Kekker, A. : A new diagnostic algorithm for early prediction of vascular compromise in 208 microsurgical flaps using tissue oxygen saturation measurements. Ann Plast Surg. **62** : 538-543, 2009.
　Summary　組織酸素分圧測定による遊離皮弁移植後の血管障害の早期診断アルゴリズムについて報告.

8) 太田壮一ほか：組織酸素飽和度による皮弁モニタリングの経験. 日マイクロ会誌. **27**(2)：43-47, 2014.
　Summary　ティッシュオキシメーターを用いた皮弁モニタリングの臨床経験について報告.

9) 安倍吉郎ほか：経皮二酸化炭素分圧(TcPCO$_2$)による遊離皮弁モニタリング法：原理・方法と救済例について. 日マイクロ会誌. **27**(2)：35-42, 2014.
　Summary　TcPCO$_2$測定機器(TCM4®)を用いた遊離皮弁モニタリング法の詳細について報告.

10) Sakakibara, S., et al. : A simplest method of flap monitoring. J Reconstr Microsurg. **26** : 433-434, 2010.
　Summary　静脈トラブルが生じた場合には血糖値が他の正常部位に比して低下する傾向があることを明らかにし, 視診で迷った際に補助的診断として使用することを推奨している.

11) Rosenberg, J. J., et al. : Monitoring buried free flaps : limitations of the implantable Doppler and use of color duplex sonography as a confirmatory test. Plast Reconstr Surg. **118** : 109-113, 2006.
　Summary　埋入移植した遊離皮弁のモニタリングに対する超音波検査による血流評価の適応と限界について報告.

「使える皮弁術―適応から挙上法まで―　上・下巻」

編集／慶應義塾大学教授　中島　龍夫
　　　日本医科大学教授　百束　比古

B5判　オールカラー　定価各（本体価格 12,000円＋税）

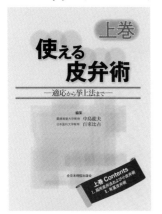

▽皮弁外科の第一線で活躍するエキスパートが豊富なイラストや写真で本当に「使える」皮弁術を詳しく解説！

▽「局所皮弁法および小皮弁術」、「有茎皮弁術」、「遊離皮弁術」、「特殊な概念の皮弁術・新しい方法」の4部に分けて、わかりやすくまとめました！

是非、手にお取りください！！

目次

上巻　188頁

Ⅰ．局所皮弁法および小皮弁術
Z形成術とその理論―planimetric Z plastyを含めて―
皮膚欠損修復に有用な幾何学的局所皮弁法
正方弁法と square flap principle
眼瞼、頬部再建に有用な局所皮弁
逆行性顔面動脈皮弁―特に外鼻、口唇の再建―
SMAP皮弁―顔面再建―
美容外科で用いる局所皮弁
唇裂手術に有用な局所皮弁・皮下茎皮弁
手・指の再建に有用な皮弁
皮下茎皮弁の適応―体幹四肢の再建―
Central axis flap method―multilobed propeller flap, scar band rotation flap, pin-wheel flap―
舌の適応と作成法

Ⅱ．有茎皮弁術
大胸筋皮弁―頭頸部再建―
後頭頸部皮弁　Occipito-Cervico（OC）flap
SCAP（superficial cervical artery perforator）皮弁―頭頸部再建　遊離皮弁の可能性も含めて―
鎖骨上皮弁―頸部再建―
DP皮弁・僧帽筋皮弁―頸部再建―
広背筋皮弁
有茎腹直筋皮弁―乳房・胸壁・会陰部・骨盤腔の再建―
SEPA皮弁―男性外陰部再建など―
殿溝皮弁（Gluteal fold flap）
大殿筋穿通枝皮弁―仙骨部再建―
VAFを利用した大腿部皮弁―鼠径外陰部再建―
大腿二頭筋皮弁―坐骨褥瘡再建―
遠位茎腓腹皮弁による下腿・足再建
内側足底皮弁―踵再建―
DP皮弁―頭頸部再建―

下巻　192頁

Ⅲ．遊離皮弁術
前外側大腿皮弁―anterolateral thigh flap；ALT皮弁―
鼠径皮弁
浅腸骨回旋動脈穿通枝皮弁（superficial circumflex iliac artery perforator flap；SCIP flap）
肩甲下動脈皮弁―肩甲皮弁，広背筋皮弁，肩甲骨弁，肋骨弁―
TAP皮弁
腹直筋皮弁
DIEP flap
S-GAP flap（上殿動脈穿通枝皮弁）・I-GAP（下殿動脈穿通枝皮弁）
前腕皮弁
内側腓腹筋穿通枝皮弁
腓骨穿通枝皮弁と腓骨弁
足・足趾からの遊離皮弁

Ⅳ．特殊な概念の皮弁術・新しい方法
瘢痕皮弁　Scar（red）flap
キメラ型移植術による頭頸部再建
穿通枝スーパーチャージング超薄皮弁
穿通枝茎プロペラ皮弁法―The Perforator Pedicled Propeller（PPP）Flap Method―
穿通枝皮弁と supermicrosurgery
プレファブ皮弁―血管束移植皮弁と組織移植皮弁―
顔面神経麻痺の機能再建（1）　側頭筋移行術
顔面神経麻痺の機能再建（2）　薄層前鋸筋弁
機能再建―有茎肋骨付き広背筋皮弁を用いた上腕の機能再建―
皮弁による上眼瞼の機能再建
内胸動脈第3肋間穿通枝と胸肩峰動脈の吻合を利用した大胸筋皮弁
Expanded-prefabricated flap
VAFとV-NAF
拡大大殿筋皮弁

(株)全日本病院出版会

〒113-0033　東京都文京区本郷 3-16-4
TEL：03-5689-5989　FAX：03-5689-8030
www.zenniti.com

◆特集/形成外科におけるエコー活用術

皮膚・皮下腫瘍診断における
エコー活用術

山本　洋輔*

Key Words：超音波(ultrasonography)，皮膚腫瘍(skin neoplasms)，診断(diagnosis)，基底細胞癌(basal cell carcinoma)，悪性黒色腫(melanoma)

Abstract　皮膚腫瘍診断における体表エコーは，視触診，ダーモスコピーに並ぶ低侵襲な診断法として有用である．従来は 20 MHz を超える高周波エコーでないと精細な画像を得るのは困難であったが，近年はエコー機器の画像ソフトの進歩により 15～18 MHz 程度でも十分精細な画像が得られる．検査時は複数軸で病変全体を走査することを念頭に置き，エコーゼリーを用いる時に，盛るように多めの量を使用することにより，浅い病変や突出する病変を変形させることなく観察することができる．
　腫瘍診療の場において体表エコーは診断，術式決定に有用な情報を得ることができる．基底細胞癌では腫瘍内に高エコーの点状陰影が散見することがあり，微小石灰化を反映する cotton flower-like spots と呼ばれている．有棘細胞癌ではカラードプラにて求心性血流像がみられ，ケラトアカントーマで見られる遠心性の血流像と併せて鑑別の一助となる．悪性黒色腫では手術前に tumor thickness を推定することができ，切除マージン，センチネルリンパ節生検適応の決定に有用である．

はじめに

1. 背景

皮膚腫瘍を診察する際に用いる画像情報としては肉眼での皮膚所見をはじめとして，ダーモスコピー，体表エコー，CT，MRI，病理組織像と様々であるが，その中でもダーモスコピー，体表エコー，MRI は侵襲が少なく，手軽に行えるという利点がある．ダーモスコピーは皮膚浅層の表皮から真皮にかけての観察に優れるが，肉眼による診察とは異なる所見の取り方や診断法があり，皮膚科以外には少しハードルが高い．MRI は深部組織である皮下脂肪から筋，腱，骨や関節にかけての観察に優れている．体表エコーはそれら検査の中間領域である．真皮から皮下脂肪にかけての観察に適している．また，プローブを選択することにより表皮内の観察も可能である．体表エコーというと，使ってみたけど何を見ているかよくわからないと思われている方もいるかもしれないが，近年のエコー機器の進歩は目覚ましく，画質や機能が飛躍的に向上している．エコー画像の精細さは主に用いられる超音波の周波数に依存するが，取得した超音波信号を画像にするソフトによるところも大きく，同じ周波数の超音波を用いても機器の進歩により得られる画像ははるかに精細になっている．

機器の小型化も進んでおり，小さなものはスマートフォンで画像を見られるものもあり，持ち運びにも適している．この稿では体表エコーに関して，検査のルーチン，日常診療でよく診る良性腫瘍，悪性腫瘍について述べる．

2. 体表エコー検査のルーチン，設定

エコーに関する様々な書籍を見ていると，精細な典型像を数多くみることができる．これらを見ていると体表エコーというのはきれいな写真を撮

---

* Yosuke YAMAMOTO，〒260-8670　千葉市中央区亥鼻 1-8-1　千葉大学医学部皮膚科，助教

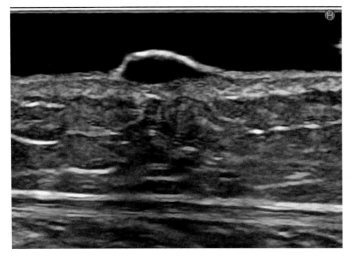

図 1.
エコーゼリーを厚めに使用したもの
画面上層に無エコーのゼリーの層が描出されている.

る検査であると錯覚しやすく,若手医師が検査をしているのを見ると,腫瘤の真ん中の写真を撮って終了ということが時にある.あくまで体表エコー検査というのは,病変を走査し性状を調べる検査であって,典型像を撮影するのが目的ではないことを念頭に置く必要がある.

A. 検査の基本

腹部,乳腺,甲状腺と違い皮膚の体表エコー検査には系統的な走査方法がない.これは皮膚の面積が広大であり,部位により皮膚の形状や厚さが違うためである.そのため見落としの少ない走査が必要になる.基本の走査として病変の長軸と短軸において,病変のない部から反対側の病変のなくなる部位まで走査をする.筋肉などは長軸と短軸では見え方が異なり,病変部位の3次元構造を理解するためには長軸短軸2軸での走査が,場合によっては45°傾けた軸などでも走査することが重要である[1].定型的なルーチンがないために画像描出の方向に戸惑うことがあるかもしれないが,長軸像では画面右が足側・末梢側,短軸像ではCT検査の画像と同じになるような向きに描出することを日本超音波医学会では推奨している.検査時にはこれら病変の画面上での向きに注意が必要である.

表皮病変などの浅い病変を検査する場合と,皮下腫瘍などの深い病変を検査する場合では走査法は異なる.次にそれぞれの深さにおける走査法について述べる.

B. 真皮までの浅い病変の走査法

腫瘤が見られないような薄い病変や,体表に突出するような病変がこの走査法の主な対象となり,病変の深達度,性状,周囲組織との関係を確認する.表皮病変はプローブの圧迫でつぶれてしまい観察が困難になり,また病変への血流もわずかな圧迫にて途絶えてしまう.さらに体表エコー機器はプローブ近接部の描出に弱いため,走査の際には音響カプラと呼ばれるゼリー状の装置を用いることが望ましいが,エコーゼリーを厚く塗ることによって代用できる.エコーゼリーを塗るのではなく「盛る」ようにたっぷり使い,プローブが病変に直接接しないように心がけることが重要である.しかしプローブからの距離が離れると超音波が減衰し得られる情報が少なくなるために,エコーゼリーを用いる量の目安として,画面上方にエコーゼリーの層が薄く描出されることに留意するとよい(図1).

C. 皮下腫瘍などの深い病変の走査法

粉瘤,脂肪腫などの皮膚,皮下腫瘍がこの走査法の主な対象となる.前述の走査法と同様に病変本体だけではなく,周囲の正常部も観察することで,血管や筋,骨との位置関係を把握する.浅い病変の場合と違い,プローブを皮膚に密着させることが重要である.プローブで軽く圧迫することにより病変の硬さを類推することも可能である.浅い病変の場合と同じように病変を長軸と短軸に分け,走査を行う.病変の深さ(脂肪層,筋膜下な

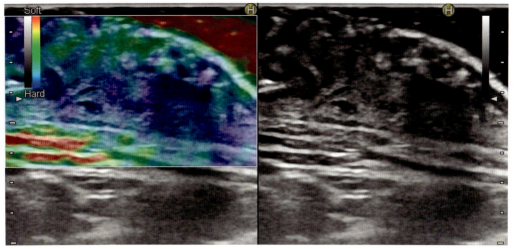

図 2. 異所性石灰化のストレインエラストグラフィー
腫瘤内が青く描出され，周囲より硬いことを示唆している．

ど），被膜の有無，血流の有無などを確認する．皮下腫瘍の場合，検査中に病変の場所を見失わないように腫瘤の部位をあらかじめ皮膚にマーキングをしておくことも重要である．

D．通常の検査で用いるモード

体表エコーには様々なモードがあるが，皮膚科のルーチン検査で用いるモードは限られている．ここに検査の流れとともに通常用いるモードを説明する．

1）Bモード

最初に用いる最も基本となるモードである．反射波の強弱が画像の白黒として表示される．Bは brightness の頭文字である．このモードで，病変の位置，大きさ，性状を確認する．

2）カラードプラモード，パワードプラモード

血流の移動方向，速度を観測するモードである．病変への血流などを画像として確認することができる．カラードプラでは血流の向きが確認できるがプローブとの角度依存性があり，血流を確認できないことがある．パワードプラでは血流方向を判別することはできないが，角度依存性はない．またカラードプラより低流速の信号をとらえることができる．機種によっては通常のカラードプラより低流速の血流を検出するカラードプラモードもある．

3）エラストグラフィーモード

対象物の硬さを画像として確認するモードである．病変と周囲組織の硬さを確認することができる．プローブで病変を圧迫することによる組織の歪みより病変と周囲との相対的な硬さを確認するストレインエラストグラフィー（図2）と，プローブから微小な超音波を発し，それに反応して組織から生ずる剪断波の速度より絶対的な硬さを確認するシアウエーブエラストグラフィーがある[2]．硬さからリンパ節転移判別に有用との報告がある[3]．

E．ルーチン検査で注意すべき設定

エコー機器には様々なつまみがあり，いろいろなパラメータを設定することができる．しかし日常の検査においてすべての機能を使うことはなく以下の3つに留意すれば十分である．

1）Gain

画面全体の明るさの調整である．最近の機種では初期設定で適切なことが多いが，病変の内部性状が確認でき，全体的に白っぽい画像にならない明るさを心がけるとよい．

2）Depth

どの深さまで画像に表示するかの調整である．病変全体が入る深さであり，無駄に深部に余白が入らない深さがよい．しかし，手術を念頭に置き「筋膜には達しない」，「骨膜には達しない」などといった，摘出する深さを予想できるような画像も記録しておくとよい．

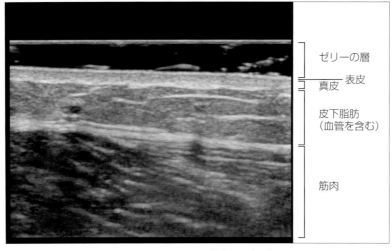

図 3. 正常エコー像（下腿前面）
無エコーのゼリー層の下に，高エコーで線状の表皮，表皮よりは低エコーの真皮層が見られる．脂肪層は低エコーの脂肪小葉と高エコーの網目状の脂肪隔壁から成り，脂肪層内には血管が円形の無エコー像として描出される．その深部に筋層が見られ，縦走する筋線維が確認できる．

3）Focus

描出した画像のうち焦点をどこにあてるかの調整である．基本的には病変の首座に焦点をあてるが，周辺組織への浸潤を確認するために病変辺縁に焦点をあてた像も記録しておくとよい．

3．正常像

部位によって皮膚の厚さは違うが，1 例として下腿内側の像を示す（図 3）．

前述したようにゼリーを厚く盛り，最上層にはゼリーの無エコー層が描出される．その下に高エコーの線状の表皮層が見られる．その深部にやや低エコーの真皮層が見られる．真皮の下には皮下脂肪層が見られ，低エコーの脂肪小葉と高エコーの網目状の脂肪隔壁から構成される．脂肪層内には血管が円形の無エコー像として描出される．その深部に筋層が見られ，縦走する筋線維が確認できる．

よく見かける良性腫瘍

良性皮膚腫瘍診断においても体表エコーは有用であり，エコー機器の導入によって診断成績が上がったとの報告がある[4]．一般的に良性腫瘍では血流シグナルに乏しいと考えられているが，腫瘍により血流の多寡に違いがあるので注意が必要である[5]．ここでは日常診療でよく見かける良性腫瘍として，脂肪腫と粉瘤のエコー所見について説明する．

1．脂肪腫

皮下に高エコーの被膜に包まれる等エコー腫瘤として描出される．腫瘤内には線状や網目状の高エコー像を認め，脂肪隔壁を反映している（図 4）．後方エコーの軽度増強や，側方陰影もみられる．脂肪腫は時として筋層内や筋層下に存在することもあるので，病変の深さを確認することが重要である．

2．粉　瘤

真皮内の低エコー像として描出される．囊腫内に角質を反映する不均一な高エコー像が見られ，後方エコーの増強や，側方陰影を見る（図 5）．後方エコーの増強は腫瘍内部に線維質が少なく水分が多いことを示唆し，側方陰影は囊腫が整で平滑であることを示唆している．どちらも粉瘤に特異的にみられるわけではないことに注意が必要である．

よく見かける悪性腫瘍

ここでは日常診療でよく見かける悪性腫瘍として，基底細胞癌，有棘細胞癌，悪性黒色腫のエ

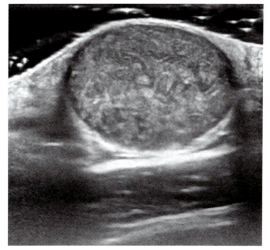

図4. 脂肪腫のエコー像
等エコーの腫瘤と，内部に線状から網目状の高エコー像を見る．後方エコーの軽度増強と側方陰影も見られる．

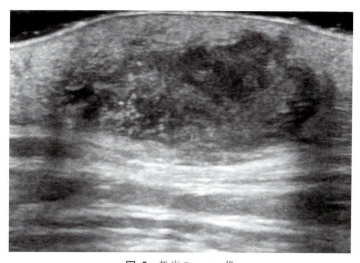

図5. 粉瘤のエコー像
低エコーの囊腫内に角質を反映する不均一な高エコー像が見られ，後方エコーの増強や，側方陰影がみられる．これは炎症性粉瘤であり，囊腫壁が比較的不明瞭である．

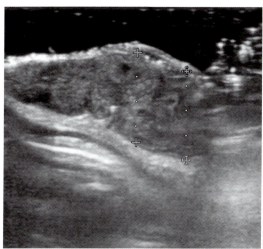
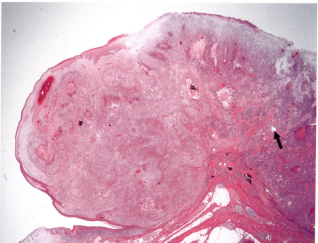

a|b　図6. 基底細胞癌でみられる cotton flower-like spots
a：腫瘍内に高輝度点状エコーである cotton flower-like spots が見られる．
b：Cotton flower-like spots に相当する部に石灰の塊(矢印)が見られ，標本作成時のアーティファクトであるナイフマークを生じている．

コー所見について説明する．悪性腫瘍のエコー像は低エコー腫瘍として描出されることが多く，疾患特異的な所見が得られることは多くはない．しかし腫瘍の位置，大きさ，周囲組織との関係など体表エコー検査により得られる情報は多く，どのような手術をするかを念頭に置きつつエコー検査を行うことが重要である．

1. 基底細胞癌

表皮から連続する低エコー像として描出される．腫瘍内に高エコー点状陰影が見られることがあり，cotton flower-like spots と呼ばれ基底細胞癌に特徴的である．微小な石灰化や角化を反映している(図6)．基底細胞癌では半数以上の症例で5個以上のスポットが見られ，悪性黒色腫で見られることは稀である[6]．基底細胞癌は顔面に生ずることが多く，軟骨や筋肉への浸潤がないか確認することも重要である．

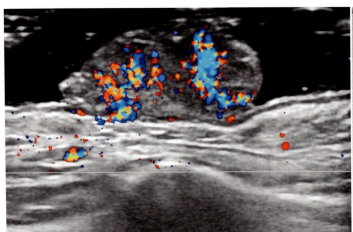
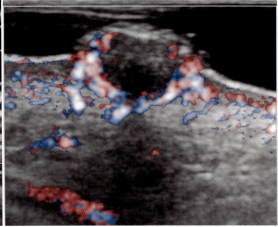

図 7. 有棘細胞癌とケラトアカントーマのカラードプラ像　　　　　　　　　　　　　　　a｜b
a：有棘細胞癌．求心性の血流像が見られる．
b：ケラトアカントーマ．遠心性の血流像が見られる．この例では低流速血流を検出するモードのみで確認できた．

2．有棘細胞癌

表皮から連続する低エコー腫瘤として描出される．体表エコーが診断に役立つという場面は残念ながら少ない．しかしケラトアカントーマとの鑑別において，ケラトアカントーマでは遠心性の血流像が見られ，有棘細胞癌では求心性の血流像が見られるということが鑑別の一助となる[7]（図7）．また浸潤性の有棘細胞癌についてはリンパ節転移の検索に体表エコーが有用であり，欧州のガイドラインでも推奨されている[8]．

3．悪性黒色腫

他の腫瘍同様に低エコー腫瘤として描出される．悪性黒色腫では tumor thickness により切除マージンが決定されるので，体表エコーにより確認し，術式の決定に有用である．体表エコー上と病理組織における thickness の違いについては，切除により組織張力が解除され thickness が肥厚するが，組織標本作成中の固定，包埋により菲薄化するため結果的にほぼ同じになる[9]．筆者が施行した100例の悪性黒色腫の体表エコーにおいても相関係数0.95と強い相関を認めた（図8）．しかし腫瘍胞巣周囲の炎症細胞の浸潤を腫瘍と誤認識してしまう可能性や，飛び地状の小さな浸潤像は検出が困難であることには注意が必要である．筆者例では体表エコーにて検出できない症例が23

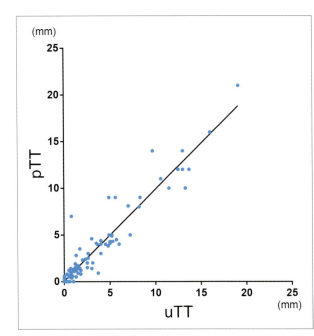

図 8. 体表エコーと病理組織の tumor thickness の相関
体表エコーによる tumor thickness（uTT）と病理組織による tumor thickness（pTT）には強い相関があり，ほぼ同じ値になっている．

例あった．そのうち18例が *in situ* 病変であり，残り5例の tumor thickness も 0.2〜0.6 mm であった．ガイドラインでは0.75 mm以下の症例にはセンチネルリンパ節生検を推奨していないので[10]，体表エコーにて検出できない病変に対してはセンチネルリンパ節をしないという術式決定にも体表エコーは有用である．

結　語

　体表エコーについては本稿に述べた項目以外にも多彩で精細な調整をすることももちろん可能だが，まずは導入としての検査ルーチンを記述した．特徴的な所見による診断や，手術を念頭に置いた術前マージン決定のための腫瘍深達度確認など，体表エコーが日常診療において有用な場面は多い．皮膚科，形成外科領域ではまだまだ広く普及しているとは言い難いが，これを機にエコー検査への心理的，知識的障壁が克服されれば幸いである．

参考文献

1) 小林　憲：【皮膚科医のための画像診断　アップデートガイド】皮膚疾患の超音波検査の基本．MB Derma. **217**：9-17，2014.
　Summary　超音波走査の基本の記述あり．
2) 椎名　毅：超音波エラストグラフィの研究開発の現状・動向．MED IMAG TECH. **32**-2：63-68，2014
　Summary　エラストグラフィーの原理についての記述あり．
3) Aoyagi, S., et al.：Usefulness of real-time tissue elastography for detecting lymph-node metastases in squamous cell carcinoma. Clin Exp Dermatol. **34**：744-747, 2009.
　Summary　エラストグラフィーが有棘細胞癌のリンパ節転移の鑑別に有用との記述あり．
4) Hwang, E. J., et al.：The diagnostic value of ultrasonography with 5-15-MHz probes in benign subcutaneous lesions. Int J Dermatol. **54**：469-475, 2015.
　Summary　体表エコーの有無によって皮膚良性腫瘍の正診率が改善したとの記述あり．
5) 山岡美穂ほか：良性皮下腫瘤の超音波検査所見　血流信号に重点をおいた検討．臨床病理．**62**：432-439，2014.
　Summary　血管脂肪腫，足底や線維腫症といった良性腫瘍でも血流シグナルを多く出す例があるので注意が必要である．
6) Uhara, H., et al.：Multiple hypersonographic spots in basal cell carcinoma. Dermatol Surg. **33**：1215-1219, 2007.
　Summary　基底細胞癌の体表エコー像でみられる cotton flower-like spots の記述あり．
7) Ruiz-Villaverde, R., et al.：Sonographic features of keratoacanthoma. May ultrasound be a useful tool to differentiate it from squamous cell carcinoma? Int J Dermatol. **55**：e220-e223, 2016.
　Summary　ケラトアカントーマにおける体表エコーで中心に乏しく辺縁に豊富という記述あり．
8) Stratigos, A., et al.：Diagnosis and treatment of invasive squamous cell carcinoma of the skin：European consensus-based interdisciplinary guideline. Eur J Cancer. **51**(14)：1989-2007, 2015.
　Summary　浸潤性有棘細胞癌における体表エコーによるリンパ節評価についての記述あり．
9) Salmhofer, W., et al.：Influence of skin tension and formalin fixation on sonographic measurement of tumor thickness. J Am Acad Dermatol. **34**：34-39, 1996.
　Summary　切除，ホルマリン固定，包埋の過程において tumor thickness がどう変遷していくかの記述あり．
10) 土田哲也ほか：皮膚悪性腫瘍診療ガイドライン第2版．日皮会誌．**125**：5-75，2015.
　Summary　センチネルリンパ節生検の適応と tumor thickness の関係についての記述あり．

◆特集/形成外科におけるエコー活用術

ケロイド・肥厚性瘢痕の診療におけるエコーの活用

綾 梨乃[*]

Key Words：ケロイド（keloid），肥厚性瘢痕（hypertrophic scar），エコー（超音波検査）（ultrasonography），エラストグラフィ（elastography）

Abstract　ケロイド・肥厚性瘢痕は創傷反応の異常により生じた赤色隆起性皮膚病変であり，しばしば掻痒や疼痛を伴う．その治療は長期に及ぶことが多く，ステロイドの局所注射などは痛みを伴う治療であり，患者の協力は不可欠である．病変の客観的，正確な評価のために我々はエコーを用いている．ケロイド・肥厚性瘢痕は真皮内の低エコー域として描出され，広がりや厚みなどを評価できる．最近のエコー機器に搭載されているエラストグラフィを用いれば，病変の硬さも計測できる．このように正確に評価を行うことで治療効果を検討することもでき，その情報を患者と共有することで治療に対する理解を得やすいという利点がある．

はじめに

　ケロイド・肥厚性瘢痕は赤色調を伴った隆起性皮膚病変であり，創傷反応異常の結果として生じる．疼痛や掻痒といった不快な自覚症状を伴うことも多く，日常診療においてしばしば遭遇する疾患である．手術・放射線照射や保存的加療など，治療方法が複数存在するが，その選択はなかなか難しい．また，治療は一般的に長期にわたり，治療が奏効しない症例や再発を繰り返し，治療方針を変更せざるを得ない症例も経験する．

　ケロイド・肥厚性瘢痕の評価方法について国際的にも様々なscar scaleが報告されている[1)~4)]が，肉眼的所見によるものが多く，客観性に乏しい．このため，経過による変化の評価が曖昧になったり，医師ごとに評価基準が違うなどの弊害がある．このようなことから，ケロイド・肥厚性瘢痕に対する客観的評価が望まれるが，これまで確立された方法がないのが現状である．

　エコーは広く使用されている検査機器であり，多くの医療機関に常備されている．我々はケロイド・肥厚性瘢痕を客観的，かつ正確に評価するために2013年1月よりケロイド・肥厚性瘢痕の診療にエコーを用いている．エコーは非侵襲的に病変を可視化でき，患者への説明も行いやすく，治療が長期にわたる疾患への理解も得やすい．ケロイド・肥厚性瘢痕の診療におけるエコー検査の実際について述べる．

ケロイド・肥厚性瘢痕のエコー

1．検査方法

　現在我々が使用している機器はAcuson S2000（SIEMENS社）と9L4リニア型プローブ（9 MHz）である．先にも述べたように，ケロイド・肥厚性瘢痕の治療は長期にわたることが多いため，経時的な病変の評価が必要となる．これまで我々が検討したところによると，検査時の体位が変わると結果に変化が生じてしまうため，検査は毎回同じ体位で同じ部位を行うようにする．エコーはプ

---

[*] Rino AYA, 〒615-8256　京都市西京区山田平尾町17番　京都桂病院形成外科，副部長

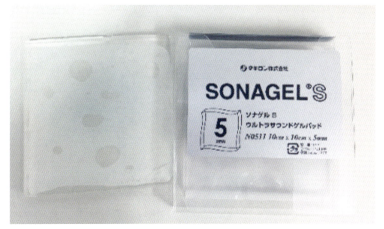

図 1. 音響カプラーゲル(ソナゲル®，タキロン社)

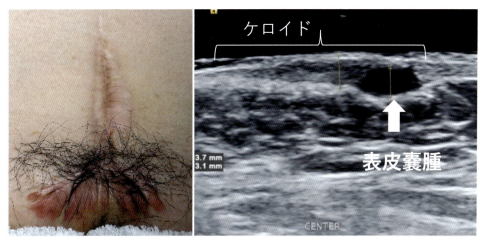

図 2. 58 歳，女性
a：恥骨部術後ケロイド，臨床写真
b：エコー所見．真皮内に広がる低エコー域として描出されるケロイド内に，表皮囊腫が楕円形の病変として描出されている．

ローブから 5 mm 程度の近距離を詳細に描出するのは困難であるため，病変に音響カプラー(図 1)を載せて検査を行う．まず，病変全体をゆっくり走査して観察し，内部エコーの状態や病変の厚み，皮下への広がりを確認する．この時，病変内の異物や表皮囊腫の有無(図 2)や，ケロイド・肥厚性瘢痕以外の病変である可能性についても確認を行う．このように B-モードにて病変を全体に走査し内部を確認後，代表部位にて病変の厚みを測定し，可能であればドプラエコーにて血流の有無や血流速度なども測定しておくとよい．病変の厚みや血流の有無が活動性と関係したという報告もある[5]．

次に我々はエラストグラフィにて病変の硬さを評価している．エラストグラフィはごく簡単に言えば「ひずみから硬さを視覚化する技術」であり，現在当科で用いている VTIQ elastography ではプローブから発した収束超音波パルスの振動を標的に与え，生じた剪断ひずみから発生する剪断弾性波(shear wave)の伝搬速度(Vs(m/s))が硬さと正の相関をするため，これを硬さの値として計測する[6]．我々はこれまでにエラストグラフィがケロイドの評価に有用であることを見出し[7)〜9)]，岡部らも保存的治療経過中の組織硬度の測定が有用であると報告している[10]．

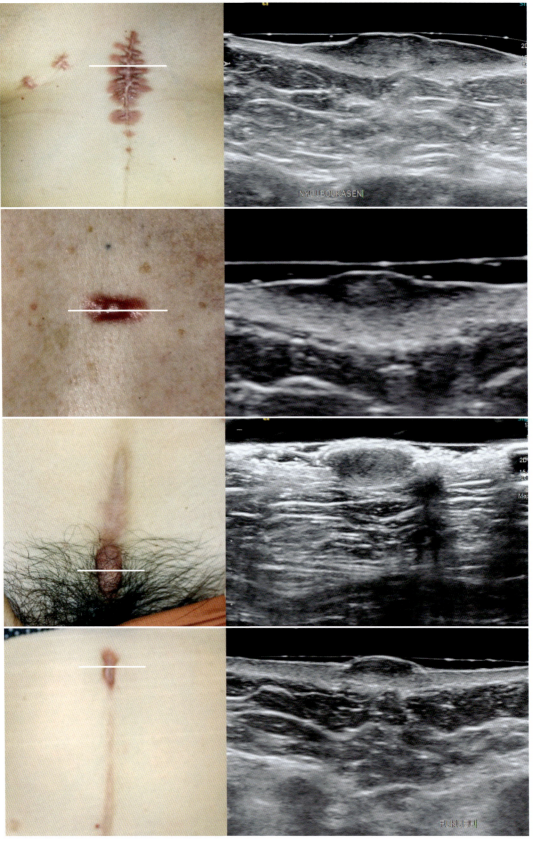

図 3. ケロイド・肥厚性瘢痕のエコー所見. 白線はプローブ位置
a：55歳, 女性. 胸部術後ケロイド
b：63歳, 女性. 前胸部ケロイド
c：38歳, 女性. 恥骨部術後肥厚性瘢痕
d：43歳, 女性. 腹部術後肥厚性瘢痕

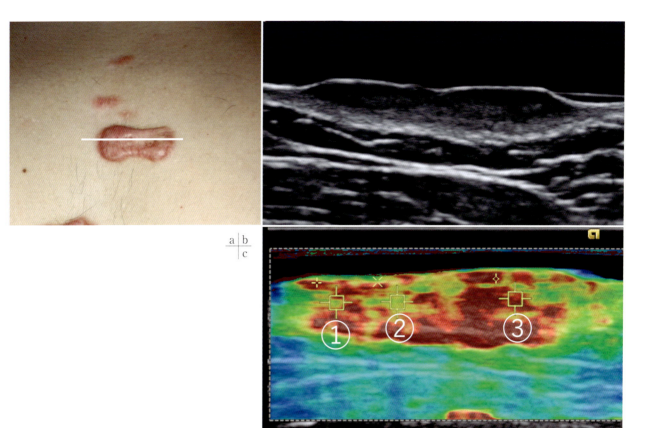

図 4. エラストグラフィ所見
a：28 歳，男性．前胸部ケロイド
b：B-モード
c：エラストグラフィ．カラー表示の赤色部は剪断弾性波伝搬速度(Vs 値)が高い部位．計測カーソルを合わせるとその部位の Vs 値が表示される．黄色四角は計測カーソル① Vs＝9.0 m/s，② 7.8 m/s，③ 8.9 m/s

2．エコー所見

皮膚のエコー濃度はコラーゲンの量とその配列および水の含有量により決定され，正常真皮は高エコーである．ケロイド・肥厚性瘢痕はコンドロイチン硫酸やデルマタン硫酸などのプロテオグリカンを含み，これらが水と結合するため，低エコー域として描出される[11]．ケロイド・肥厚性瘢痕の活動性が高いほど低エコーとなる．また，例外はあるがケロイドでは周囲真皮内に低エコー域が鋭角に入り込むように観察されるのに対し，肥厚性瘢痕は正常真皮と境界明瞭な低エコー域として観察されることが多い(図3)．VTIQ elastography では，硬度を計測する部位を ROI で設定するとその範囲の剪断弾性波伝搬速度(Vs)のカラーイメージが得られる．赤色部は Vs 値が高く，青色部は低い．このイメージにおいて任意の部位にカーソルを合わせると Vs 値が表示される(図4)．

実際の診療

ケロイド・肥厚性瘢痕の診療においては，経過や自他覚所見を確認し，まず，悪性腫瘍などの他病変を鑑別する．この時，エコー所見も診断の一助となることがある．疑わしい所見があれば病変内で生検し，確定診断する．また，エコーにて確認できる異物や表皮囊腫などがあれば，これらの治療を優先して行う．

ケロイドでは自覚症状が強く，患者が早期改善を望む場合は術後の放射線照射を前提として手術療法を選択する．肥厚性瘢痕では，瘢痕拘縮が機能障害を引き起こしている場合は絶対的な手術適

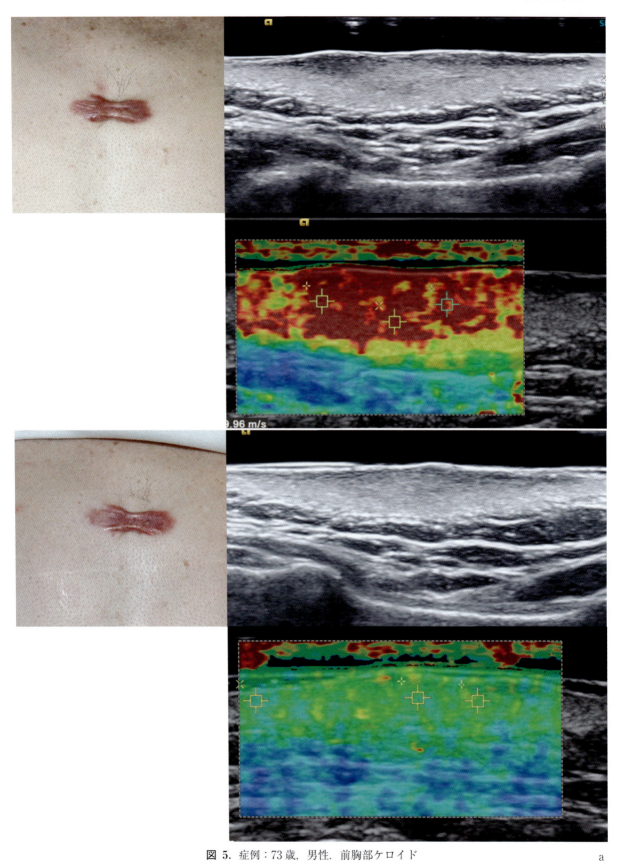

図 5. 症例：73 歳，男性．前胸部ケロイド
a：初診時臨床写真．B-モード，エラストグラフィ．エコーにて計測した病変の厚みは 6.5 mm，Vs 値は 9.8 m/s
b：ケナコルト®局所注射 5 回施行後．エコー上，病変の厚みは 5.9 mm．Vs 値は 5.5 m/s

応となる．このような手術の適応でない患者では圧迫・固定や内服療法，ステロイドの局注やテープ貼付などの保存的治療を選択する．治療開始後は4〜6週間で再度診察し，自覚症状および他覚症状の改善について確認し，エコーによる治療効果判定を併用する．エコーは自覚症状の改善が曖昧な症例や，肉眼的には変化がわからない症例において，明確に病変の変化の有無を確認することができる．治療の効果があれば，治療開始後早期にエコーで病変の厚みや硬度の減少が確認できる．この場合には保存的加療を継続することになるが，患者にエコー所見を用いて変化を説明し共有することにより，長期に及ぶ治療に協力を得やすくなる．反対にエコーの結果でも治療が有効でないことが証明されるようであれば，患者に手術療法などをすすめる根拠となる．

症　例

症　例：73歳，男性

にきびから発生した前胸部ケロイドである．他院にて軟膏塗布やステロイドテープによる加療を行われたが，軽快しないとのことで当科初診となった．初診時，前胸部に赤色隆起性病変を認め，疼痛を伴っていた．エコーではB-モードにて真皮内に低エコー域の病変を認めた．病変の厚みは6.5 mmであり，エラストグラフィで計測したVs値は9.8 m/sであった（図5-a）．経過および臨床所見，エコー所見よりケロイドと診断し，ケナコルト®局所注射による加療を開始した．1回目の治療後は臨床所見およびエコー所見に明らかな変化はなかった．2回目の治療後以降，患者の自覚症状はやや改善か，と思われたが，臨床所見に著明な変化はなかった．しかしエコーにて特にVs値の低下を認めたため，患者と相談の上，保存的加療を継続した．5回の治療を行った後，病変の臨床所見にて赤みや高さが軽度軽減したと思われた．エコーにて病変の厚みは5.9 mm，Vs値は5.5 m/sと，病変の厚みと硬さの減少が確認された（図5-b）．

参考文献

1) Sullivan, T., et al.：Rating the burn scar. J Burn Care Rehabil. **11**：256-260, 1990.
2) Baryza, M. J., et al.：The Vancouver Scar Scale：an administration tool and its interrater reliability. J Burn Care Rehabil. **16**：535-538, 1995.
3) Beausang, E., et al.：A new quantitative scale for clinical scar assessment. Plast Reconstr Surg. **102**：1954-1961, 1998.
4) Draaijers, L. J., et al.：The patient and observer scar assessment scale：a reliable and feasible tool for scar evaluation. Plast Reconstr Surg. **113**：1960-1965；discussion 1966-1967, 2004.
5) Lobos, N., et al.：Color doppler ultrasound assessment of activity in keloids. Dermatol Surg. **43**：817-825, 2017.
    Summary　ケロイドの活動性とエコー所見の関係を検討し，ケロイド内血流の有無と厚みがケロイドの活動性と関係するとしている．
6) 斎藤雅博：表在領域における硬さの測り方．超音波技術．**36**：166-176, 2011.
7) Aya, R., et al.：Ultrasound elastography to evaluate keloids. Plast Reconstr Surg Glob Open. **2**：e106, 2014.
8) Aya, R., et al.：The shear wave velocity on elastography correlates with the clinical symptoms and histopathological features of keloids. Plast Reconstr Surg Glob Open. **3**：e464, 2015.
    Summary　ケロイドの自覚症状，エラストグラフィのVs値，病理組織所見が相関することを示した報告．
9) 綾　梨乃ほか：エラストグラフィによるケロイドの評価．Rad Fan. **15**：50-53, 2015.
10) 岡部圭介ほか：超音波診断装置を用いた組織硬度測定によるケロイド治療効果判定の試み．瘢痕・ケロイド．**8**：49-52, 2014.
11) Bessonart, M. N., et al.：High resolution B-scan ultrasound of hypertrophic scars. Skin Res Technol. **11**：185-188, 2005.
    Summary　ケロイド，肥厚性瘢痕をDermascan-Cを用いて観察し，その特徴的所見について詳しく述べている．

きず・きずあとを扱うすべての外科系医師に送る！

ケロイド・肥厚性瘢痕 診断・治療指針 2018

編集／瘢痕・ケロイド治療研究会

2018年7月発行　B5判　オールカラー　102頁　定価（本体価格3,800円＋税）

**難渋するケロイド・肥厚性瘢痕治療の道しるべ
　瘢痕・ケロイド治療研究会の総力を挙げてまとめました！**

目次

Ⅰ　診断アルゴリズム
1. ケロイド・肥厚性瘢痕の診断アルゴリズム
2. ケロイド・肥厚性瘢痕と外観が類似している良性腫瘍の鑑別診断
3. ケロイド・肥厚性瘢痕と外観が類似している悪性腫瘍の鑑別診断
4. ケロイド・肥厚性瘢痕の臨床診断
5. ケロイド・肥厚性瘢痕の病理診断
6. ケロイド・肥厚性瘢痕の画像診断

JSW Scar Scale(JSS)2015

Ⅱ　治療アルゴリズム
1. 一般施設での加療
2. 専門施設での加療

Ⅲ　治療法各論
1. 副腎皮質ホルモン剤（テープ）
2. 副腎皮質ホルモン剤（注射）
3. その他外用剤
4. 内服薬（トラニラスト，柴苓湯）
5. 安静・固定療法（テープ，ジェルシート）
6. 圧迫療法（包帯，サポーター，ガーメントなど）
7. 手術（単純縫合）
8. 手術（くり抜き法，部分切除術）
9. 手術（Z形成術）
10. 手術（植皮，皮弁）
11. 術後放射線治療
12. 放射線単独治療
13. レーザー治療
14. メイクアップ治療
15. 精神的ケア
16. その他
　　凍結療法／5-FU療法／ボツリヌス毒素療法／脂肪注入療法

Ⅳ　部位別治療指針
1. 耳介軟骨部
2. 耳介耳垂部
3. 下顎部
4. 前胸部（正中切開）
5. 前胸部（その他）
6. 上腕部
7. 肩甲部
8. 関節部（手・肘・膝・足）
9. 腹部（正中切開）
10. 腹部（その他）
11. 恥骨上部
12. その他

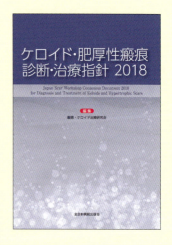

（株）全日本病院出版会

〒113-0033　東京都文京区本郷3-16-4
TEL：03-5689-5989　FAX：03-5689-8030
www.zenniti.com

◆特集/形成外科におけるエコー活用術

血管腫・血管奇形の治療における エコー活用術

尾崎 峰*

Key Words：血管腫(hemangioma)，血管奇形(vascular malformation)，超音波検査(sonography)，診断(diagnosis)，パルスドプラ法(spectral doppler)

Abstract 血管腫・血管奇形病変は多種多様な病態を呈するが，治療において，ある程度的確な質的診断が必要となる．超音波検査(エコー検査)はこの質的診断において，非常に有用な検査機器であり，血管腫・血管奇形の治療において必要不可欠な医療機器である．具体的な診断手順は，まず血管腫・血管奇形病変をカラードプラ法により流速の速い高流速病変か流速の遅い低流速病変に分ける．続いて，流速の速い病変に対してパルスドプラ法により脈波を評価する．このようにエコーを用いて，病変の状態を解析し，具体的な治療方針を計画する．また硬化療法の際は，標的病変の描出や注入中の硬化剤の拡散の評価など，実際の治療においても，エコーは必要な機器となっている．血管腫・血管奇形の治療を担う臨床医は，エコーの使用法を習熟している必要がある．

はじめに

血管腫・血管奇形には多種多様な病変が存在するため，的確な診断に難渋することが多い．しかし，実際に治療するのであれば，ある程度，病変の状態を把握している必要がある．そして，この質的診断において最も有用な検査は超音波検査(以下，エコー検査)であり，病変内の血行動態を直接把握することができる．MRI や造影 CT などのさらなる画像検査は必要であるが，エコー検査のみで診断や治療方針をある程度決定できるという点で，血管腫・血管奇形治療において他の診断機器と比較してエコー機器の有用性は傑出している[1〜5]．本論文では，診断のために使用されるエコー検査と，実際の治療手技の際に用いられるエコー機器の活用法について述べる．

血管腫・血管奇形の分類と 質的診断のためのエコー検査法

血管腫・血管奇形病変の分類法としてこれまで種々の分類法が提示されてきたが，近年は ISSVA (International society for the study of vascular anomalies)分類が定着したと言っても過言ではない[6]．本稿では ISSVA 分類の簡単な説明と，その分類のためのエコー検査法について述べる．

1．ISSVA 分類[6]

ISSVA 分類では，まず，脈管性腫瘍を血管内皮細胞の増殖を認める腫瘍(血管腫)と，細胞増殖を認めない先天的な脈管形態異常を示す腫瘤(血管奇形)に大きく分けている．この大きな区分けは，治療を行う上で非常に重要な区分になるので，本疾患群を扱う臨床医は最低限理解している必要がある．

1）血管腫

腫瘍であるため後天的疾患という印象があるが，この分類における病変の多くは乳児期や幼児期に発生するものが多い[7)8)]．そのため，後天的な

---

* Mine OZAKI，〒181-8611 三鷹市新川 6-20-2 杏林大学医学部形成外科，准教授

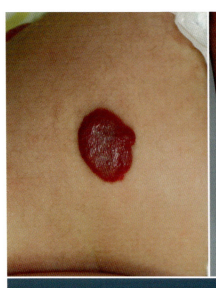
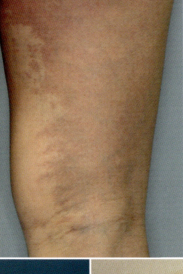
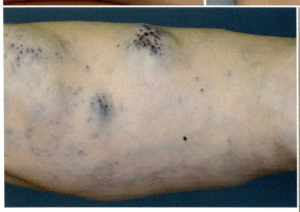
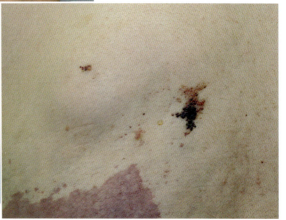

図 1.
種々の脈管性病変
 a：大腿部乳児血管腫
 b：大腿部毛細血管奇形
 c：前腕部静脈奇形
 d：背部リンパ管奇形に伴う血性リンパ小嚢胞

疾患として区分けすることは適していない．具体的には，この分類の中で最も頻度の高い疾患は乳児血管腫（苺状血管腫）（図 1-a）であり，生後 1 週間程度で出現する病変である．その他，先天性血管腫，房状血管腫，そして悪性腫瘍である血管肉腫なども本分類に含まれる[7)～9)]．

2）血管奇形

先天性の脈管の形態異常であり，腫瘍ではない．しかし，病変は増大するものが多く，また周囲組織を圧排するのみならず，浸潤する形態を示すことがあるため，あたかも組織浸潤性を有する腫瘍のようにみえることがある．そのため実際の臨床では，病変を切除する際は血管奇形病変を腫瘍として扱うことが多い．しかし，それは切除可能な限局した病変の場合に限られる．

血管奇形は構成される血管成分によってさらに分類され，毛細血管のみの場合は皮膚性の毛細血管奇形（単純性血管腫）（図 1-b），静脈のみの場合は静脈奇形（図 1-c），動脈および静脈によって構成される場合は動静脈奇形，リンパ管のみの場合はリンパ管奇形（図 1-d）と分類される．その他，これらが混合した病変や，Klippel-Trenaunay 症候群などのように組織肥大を示すもの，また他の異常を合併したものなど多岐にわたる[10)]．

2．血管腫・血管奇形病変に対するエコー検査法

血管腫・血管奇形病変の診断・治療において，エコー機器は必ずしも高性能品である必要はない．近年使用される一般的なエコー機器であれば，臨床での活用において問題となることは少ない．エコー操作で用いられる主な描出法は，1) B モード法，2) カラードプラ法，3) パルスドプラ法の 3 つである[11)]．

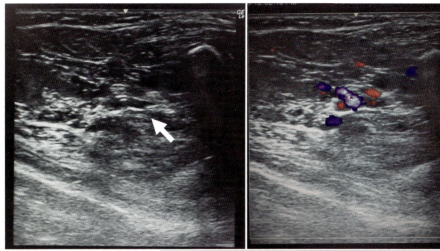

図 2.
前腕部動静脈奇形病変に対して施行した種々の超音波検査法
　a：Bモード法．病変はグレースケールで描出される(矢印)．
　b：カラードプラ法．aと同部位を描出した．血流がカラーで描出される．
　c：パルスドプラ法．aと同部位を描出した．病変部における脈波が描出される．

1）Bモード法(図2-a)

　血流を描出することができない，グレースケールの画像である．病変が存在する部位にプローブをあてることで，皮下に存在する病変の形態を確認することができる．血流が描出されない分，病変の大きさや周囲組織との位置関係がわかりやすい．病変が皮下組織のみにとどまるのか，さらに筋肉内にまで至っているのかなどを評価する．

　なおプローブは皮膚に軽くあてて操作することが基本となる．強く押しあてると病変内の静脈成分が容易に虚脱してしまい，病変の描出が不良になってしまう．なお，血流を反映しない描出法であるが，大きい動脈性拍動は本法でも血管の動きを確認することができる．

2）カラードプラ法(図2-b)

　一般的にプローブに対して血流が近づく場合を赤色系，遠ざかる場合を青色系で描出させたカラー画像である．赤が動脈を，青が静脈を表しているわけではないので注意が必要である．動脈であれば確実に有色に描出されるが，静脈の場合は設定にもよるが，有色に描出されることは少ない．静脈は血管径にもよるが，基本的には低エコー域で描出され，プローブを皮膚に押しあてて離すと，静脈内腔の血液が乱流を生じ，カラー画像として描出されることもある．

3）パルスドプラ法(図2-c)

　血流を有する部位の脈波を測定する方法である．同時に流速の測定も可能である．血流の波形を観察することで，動脈性か静脈性かを判断できる．脈波を十分に描出できるように，適宜，流速レンジを調整する．また，動静脈奇形に認められる動脈と静脈が混同した乱流などの異常波も本法で確認することができる．動脈性の波形を示す場合はfast flowまたはhigh flow病変，静脈性の波

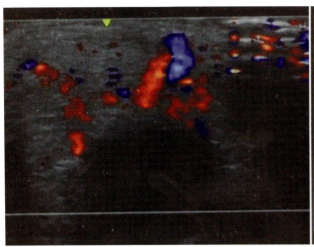 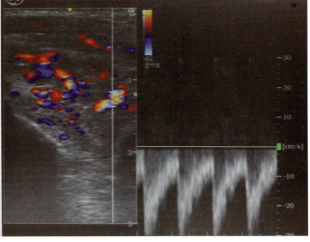

図 3. 乳児血管腫におけるエコー所見　　　　　　　　　　　　　a｜b
a：生後 2 か月時の眼瞼皮下型乳児血管腫におけるカラードプラ所見．病変内の血流は豊富である．
b：同部位のパルスドプラ所見．正常動脈に準じた急峻な波形を示す．

形を示す場合は slow flow または low flow 病変と呼ばれる．また，リンパ管内などのように血流を全く認めない場合は no flow 病変と呼ばれることもある．

疾患別エコー所見

典型的な血管腫・血管奇形病変のエコー所見を知っておくことは，実際の診断の助けになる．ここでは代表的な疾患におけるエコー所見について概説する[3)~5)]．

1．乳児血管腫

生後間もなく出現し，生後 6 か月頃まで増殖する病変である．医療機関を受診するのは，基本的にこの増殖している時期(増殖期)である．先述の通り，血管性腫瘍であり，動脈性の血流が豊富である．また構成される動脈のパルスドプラ所見では正常な動脈の所見と類似する(図 3)．しかし，増殖期を過ぎて退縮期に入ると，この動脈性血流は減少し，それぞれの血管は退縮し消失する[9)]．なお，本疾患は乳児期の疾患であり，安静時でのエコー検査の実施が困難となる場合がある．啼泣により血圧が上昇し，かつ体動もあるため，十分な検査所見が得られない．そのため，本疾患において常に実施できる検査ではないと考えた方がよい．

2．その他の血管性腫瘍

次項以降の血管奇形病変を否定した段階で，血管性腫瘍を疑うことになるが，確認として血管性腫瘍病変のエコー上の特性を認識している必要がある．血管性腫瘍は良悪性問わず，構成される血管には基本的に動静脈短絡(シャント)は存在しない．そのため，パルスドプラ法で病変内の血管を調べることにより，正常な動脈や静脈の波形を確認できることが多い(図 4)．通常，血管性腫瘍として診断される場合は，先に血流の豊富な動静脈奇形が疑われることが多いが，脈波を確認することにより動静脈奇形が否定される[7)~9)]．しかし，必ずしも血管性腫瘍内の動静脈が正常な構造であるとは限らないので，エコー所見のみで最終的な判断はせず，臨床所見に加え，CT，MRI など，その他の画像検査結果を総合的に考慮して診断する必要がある[12)]．

3．静脈奇形

血管奇形病変の中で比較的頻度の高い疾患である．拡張した静脈腔(cavity)を認め，筋肉内にも病変がしばしば存在する．エコー検査では低流速型病変であるため，静脈の血流を認めるとされるが，実際には内腔の血液は停滞していることが多い．プローブで病変部を圧迫することで病変は虚脱し，圧迫を解除することで病変は元の大きさに戻る．また，しばしば，内腔に血栓や静脈石を認め，後方に音響陰影(acoustic shadow)を認める(図 5)[4)]．

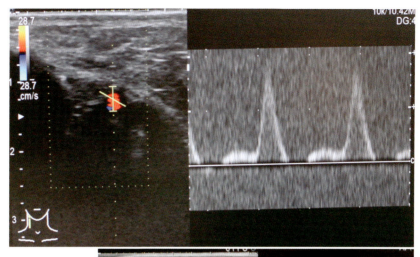

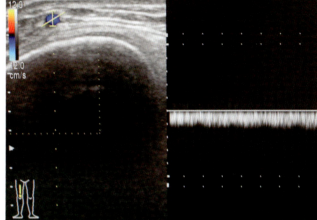

図 4.
パルスドプラ法による正常な動静脈の所見
 a：正常な動脈の場合は基本的に急峻な波形となる．二相性の波形となることも多い．
 b：正常な静脈の場合は基本的に振幅の少ない緩徐な波形となる．

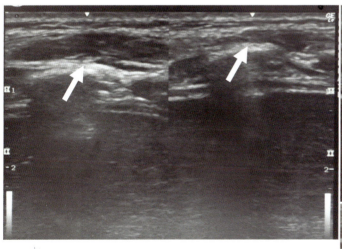

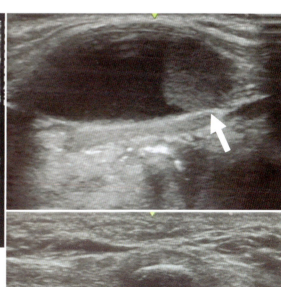

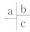

図 5.
静脈奇形におけるエコー所見
 a：皮下に低エコー域の腔を有した病変を認める（左：矢印）．プローブを圧迫することにより病変は虚脱する（右：矢印）．
 b：病変内の血栓（矢印）
 c：病変内の静脈石（矢印）．後方に音響陰影を認める．

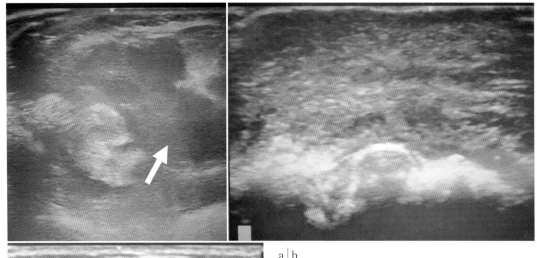

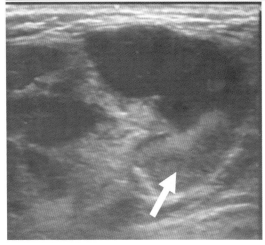

図 6.
リンパ管奇形におけるエコー所見
　a：頬部の macrocystic 型リンパ管奇形の B モード所見．隔壁を有した大きな囊胞が確認できる（矢印）．
　b：下口唇の microcystic 型リンパ管奇形の B モード所見．基本的に充実性病変であり，小さな囊胞が散在している．
　c：Macrocystic 型リンパ管奇形内に出血を認めた（矢印）．出血部は高輝度に描出される．

4．リンパ管奇形

　静脈奇形に類似する疾患である．分類上は低流速病変の 1 つであるが，実際に管腔内に flow を認めることはないため，slow flow 病変に対して no flow 病変と呼ばれることもある．また macrocystic 型と microcystic 型の病変があり，それぞれ構成する病変の形態は大きく異なる（図 6）．リンパ管奇形の病変内はリンパ液で満たされ，流入・流出が少ないことから，プローブで病変部を圧迫しても病変が虚脱することは少ない．エコー検査における静脈奇形との鑑別方法は，この虚脱の有無と考えてよい[3]．なお，リンパ管奇形内で出血を認めることがあり，その場合は，やや高輝度に描出される（図 6-c）．

5．動静脈奇形

　初診時のエコー検査で最も明確に病変を認識することのできる疾患である．拡張した管腔内に高流速の乱流像を認めれば診断は容易である．この乱流像は動静脈シャントにより形成される（図 7）[13)14)]．また血行が豊富なことに起因する脂肪増生を病変内に認めることもある[3]．なお，動静脈奇形であっても，初期には単なる高流速病変であることが確認できるのみで，乱流自体を明確にできないこともある．そのため，動脈成分が豊富な血管性腫瘍との鑑別が困難な時もある．乳児期であれば，皮下型の乳児血管腫が鑑別としてしばしば挙げられる．

診断の手順

　血管腫・血管奇形病変の診断において，エコー検査は必須の検査である．初診時にまず実施すべき検査であり，この所見によって今後の検査計画，治療方針が明確になってくる．もちろんエコー検査のみでは，病変の広がりや周囲組織への

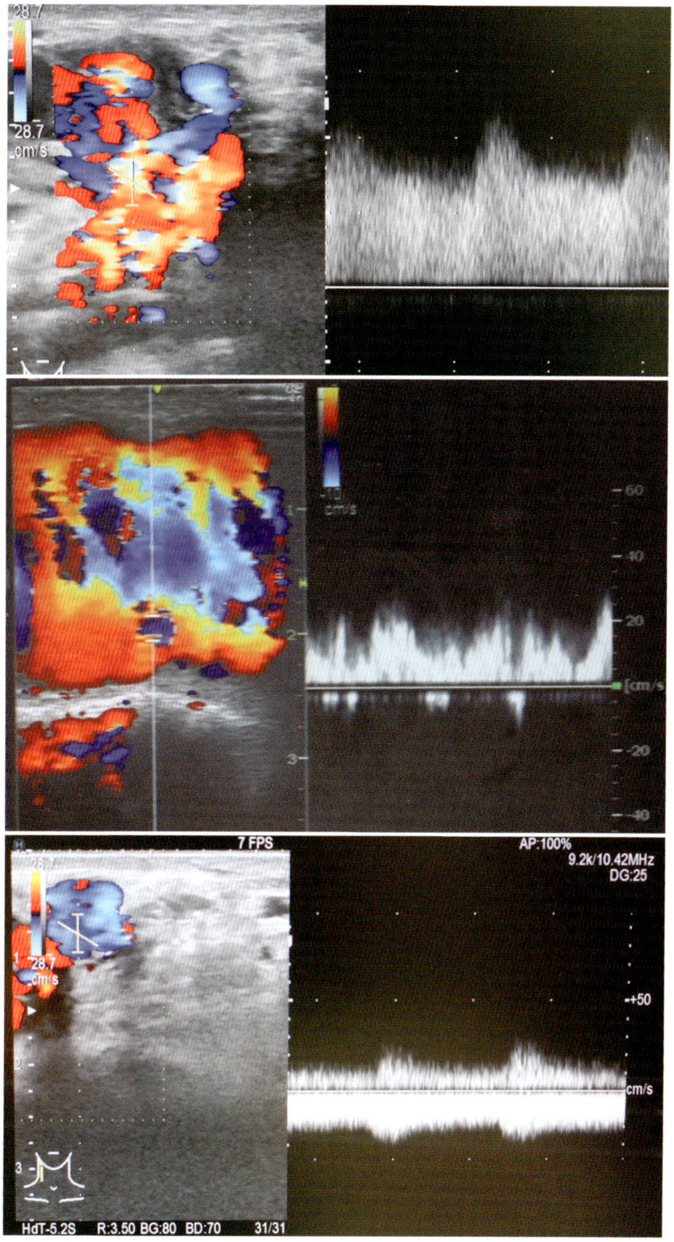

図7.
AVM 病変における種々のパルスドプラ所見
  a：病変内に動脈波形と静脈波形が混在した波形を認める．
  b：脈波が乱れた明らかな乱流を認める部位も存在する．
  c：病変内の静脈において小さな動脈波形の重なりを認める．

浸潤程度の評価は不十分となるので，MRI や CT を用いて更なる精査をすすめる必要がある[12]．ここではエコー検査のみを用いた診断の手順について概説する．

1．高流速病変か低流速病変か

先述の通り，複雑で多様な血管腫・血管奇形病変であっても，病変内の血流が動脈性なのか静脈性（またはリンパ管性）なのかをまず把握する．ただし，病変の初期の段階では静脈性病変と動脈性病変を明確にすることが困難な病変もある．しかし，そのような病変であっても，数年のうちに病態が明確になってくるため，定期的なエコー検査を心掛けたい．

2．低流速病変の場合

基本的には静脈奇形かリンパ管奇形（中にはリンパ管静脈奇形と呼ばれる病変も存在する）と考えてよい．静脈奇形かリンパ管奇形かの鑑別は，実はとても難しいが，先述の通り，プローブを押しあてて病変が虚脱するかどうかで鑑別する方法もある[3]．なお，内腔に血栓や静脈石を認めれば，

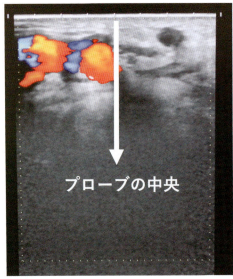 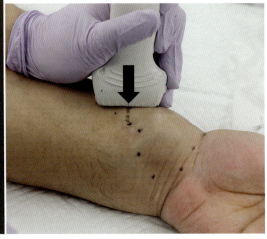

図 8. AVM 病変の境界の決定法
a：カラードプラ法を用いて，病変の辺縁がプローブの中央になるようにプローブの位置を調整する．
b：プローブの中央部(矢印)に相当する部位をマーキングをする．この操作を病変の辺縁全周に対して行う．

静脈奇形を疑ってよい[4]．

3．高流速病変の場合

先述の通り，動静脈奇形か血流の豊富な血管性腫瘍のどちらかである．その鑑別はシャントの有無，つまり病変内血管の脈波をパルスドプラ法で確認することで可能となる[1)4)]．血管性病変の場合は，描出される動脈の波形は通常正常な波形となる．

治療におけるエコー活用法

これまでは診断の際に利用されるエコー検査について詳述したが，ここでは実際の治療における活用法について述べる．具体的には，切除術の際に用いる場合と硬化療法の際に用いる場合について概説する．

1．切除術の際に用いるエコー検査

切除術の際は病変の広がりを確認し，具体的な皮膚切開線を決定する必要がある．そのため，手術室でエコーを用いて病変の広がりをマーキングする．手術ではできるだけ効率よく病変を切除することが求められるため，切開線の設定は重要である．静脈奇形であっても動静脈奇形であっても，切除術の際は実施すべきである．

方法は病変の辺縁をプローブの中心になるように設定し，プローブ中心部をプロットして病変の範囲を決定する(図 8)．

2．硬化療法の際に用いられるエコー

本邦では種々の硬化剤を用いた硬化療法が，主に静脈奇形やリンパ管奇形に対して施行されている[4]．施術方法などは施設により異なるのが現状であり，画一された方法はない．そのため，エコーの使用方法に関しても，施設ごとに異なると考えられるが，ここでは我々の施設での使用方法について概説する(図 9)．

1) 穿刺したい病変の位置を確認する

通常の硬化療法の際は，一度の硬化療法で複数箇所の病変穿刺を施行するものである．標的とする病変が皮下病変や筋肉内病変である場合は，エコー下に標的病変を描出させる．

2) 病変内への穿刺

皮下病変や筋肉内病変であっても，標的病変が大きい場合はエコーを使用しなくても病変内に針を刺入することは容易である．しかし，標的病変が小さく，盲目的な穿刺では病変内への刺入が困難と考えられる場合には，エコーガイド下に穿刺を行う．この手技は比較的難しく，手技に経験が

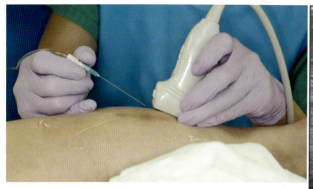
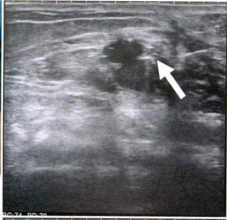
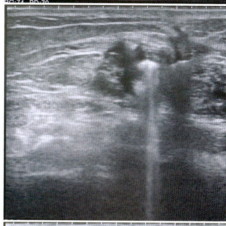
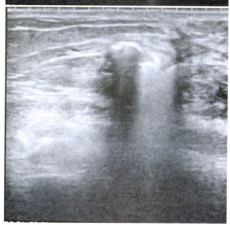

|a|b|
|c|d|

図 9.
エコーガイド下による硬化療法
　a：エコーを用いて標的とする皮下病変の位置を確認する．その後，エコーガイド下に針を標的とする病変に向け刺入する．
　b：標的病変内に刺入された針（矢印）
　c：硬化剤の注入を開始した．特に泡状の硬化剤を用いた場合は，注入した硬化剤は高輝度に描出される．
　d：硬化剤注入終了後．病変表層部が高輝度となっている．一方，表層部より深部はアーチファクトによりエコー所見は不明瞭となる．

必要である．またプローブが大きいと刺入点と標的病変との距離が大きくなるためより困難となる．基本的な刺入方法はプローブを動かさずに針だけ動かし，刺入している針をエコー下に描出させ，病変内に針先を誘導する．

3）硬化剤の注入

この段階は施設や使用する硬化剤によっても異なるので，必ずしもエコーを必要とするものではない．我々の施設では，モノエタノールアミノレイン酸塩（オルダミン®）やポリドカノールを使用する場合は病変内に針が刺入された後に造影剤を注入して，DSA（digital subtraction angiography）で血行動態を確認しているので，基本的にはエコーの使用は針の刺入までである．しかし，無水エタノールを塞栓物質としてシャント部に注入する場合はエコーを用いている．世界的にはエコー下に硬化剤を注入して，エコーで硬化剤の拡散を確認する方法が比較的多くの施設で用いられ

ている[4)15)]. しかし, エコーで描出できる範囲は狭く, 決して良好なモニタリングが施行できるわけではない. 硬化療法の安全性を考慮する限り, DSA 下での硬化剤の注入が推奨されると考えられる.

まとめ

血管腫・血管奇形の治療におけるエコー検査の活用法について述べた. 形成外科領域で医療機器としてエコーがこれほど重要な位置を占めている疾患はないと考えられる. 特に血管奇形の治療に携わる医師は, エコーの使用方法に習熟している必要がある.

参考文献

1) Dunham, G. M., et al.：Finding the nidus：Detection and workup of non-central nervous system arteriovenous malformations. Radiographics. **36**：891-903, 2016.
   Summary エコーの有用性のみでなく, AVM におけるエコーの活用法について詳述した報告である. 特にシャント部におけるエコー所見の解説が秀逸である.
2) Dubois, J., Alison, M.：Vascular anomalies：What a radiologist needs to know. Pediatr Radiol. **40**：895-905, 2010.
3) Johnson, C. M., Navarro, O. M.：Clinical and sonographic features of pediatric soft-tissue vascular anomalies part 2：vascular malformations. Pediatr Radiol. **47**：1196-1208, 2017.
   Summary 血管腫・血管奇形病変におけるエコー所見について詳細に記述された報告である. 血管腫・血管奇形の治療に慣れた医療者向けの内容である.
4) 三村秀文ほか：血管腫・血管奇形の IVR における超音波活用の実際. 臨床画像. **32**：342-351, 2016.
   Summary 血管腫・血管奇形病変におけるエコー所見について, 種々の疾患ごとに詳細に記述された報告である. 放射線科医向けの論文であるが, 形成外科医が読んでもわかりやすい.
5) 野崎太希ほか：画像診断. 臨床画像. **30**：492-504, 2014.
6) ISSVA Classification of Vascular Anomalies 2018 International Society for the Study of Vascular Anomalies. http://www.issva.org/classification.（last accessed July 22, 2018）.
7) Dubois, J., et al.：Vascular soft-tissue tumor in infancy：Distinguishing features on doppler sonography. AJR Am J Roentgenol. **178**：1541-1545, 2002.
8) Dubois, J., et al.：Soft-tissue hemangiomas in infants and children：Diagnosis using doppler sonography. AJR Am J Roentgenol. **171**：247-252, 1998.
9) 尾崎　峰, 藤木政英：皮膚疾患　苺状血管腫. 形成外科. **53**：S27-S28, 2010.
10) 八鍬恒芳：下肢静脈：Klippel-Trenaunay syndrome（KTS）. 臨床検査. **63**：282-287, 2019.
11) 秋田紀子, 松下彌生：超音波検査の基礎. ドプラ法. レジデント・臨床検査技師のためのはじめての超音波検査. 森　秀明編. 21-38, 文光堂, 2019.
12) 片山元之ほか：血管腫・リンパ管腫. 小児外科. **46**：759-763, 2014.
13) 尾崎　峰, 加地展之：【患児・家族に寄り添う血管腫・脈管奇形の医療】患者・家族に寄り添う動静脈奇形の治療. PEPARS. **145**：37-46, 2019.
14) 地引政利：動静脈奇形（体幹）の解剖とエコー所見. Vascular Lab. **10**：498-503, 2013.
15) Lee, B. B., et al.：Guideline diagnosis and treatment of venous malformations. Consensus Document of the International Union of Phlebology（IUP）：Updated- 2013.
    Summary 米国の静脈奇形に対する診断および治療法に関するガイドラインである. 硬化療法についても説明されている.

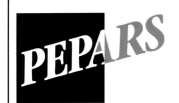

◆特集/形成外科におけるエコー活用術
下肢血管評価におけるエコー活用術

此枝 央人*

Key Words: 下肢静脈瘤(varicose veins), 下肢エコー(duplex scanning of lower limb), 深部静脈血栓(deep vein thrombosis), 静脈(veins), 動脈(arteries)

Abstract 下肢の血管評価として動脈・静脈ともエコーにて評価を行うことができる。しかし超音波検査の利便性がより発揮されるのは静脈の評価である。使用するプローブはリニア型を用いる。動脈,静脈とも7.5～12 MHz の周波数のものが適用される。下肢静脈の診断にエコーが有用な理由は,以前行われていた静脈造影よりも非侵襲的であること以外に,CT,MRI による形態的変化以外に逆流範囲の同定が容易であることである。またこの10年ほどで普及してきたレーザーなどの血管内治療や硬化療法を行う際や,これらの術後合併症である深部静脈血栓症の評価はエコーなくしては実施できない。本稿では下肢静脈瘤の評価方法についてミルキング法を用いた表在,深部静脈の責任病変評価法と下肢深部静脈血栓症の診断法について詳述した。その他に動脈病変の評価方法についても記述したため参考にされたい。

はじめに

下肢静脈疾患の診断として,以前は静脈造影やドップラー聴診器による診断が行われていた。その後これらの診断方法は非侵襲的であり血管内の構造を把握できる下肢エコー検査へ移行している。さらに下肢静脈の診断として造影 CT, MRAngiography も出てきたが[1],簡便性,非侵襲性,低コスト,良好な再現性などのメリットにより依然として下肢静脈エコー検査が行われている[2]。一方で動脈の診断は超音波検査も行われているが動脈造影,造影 CT,また血流評価として SPP による診断が主に行われているのが現状である。

本稿では主に下肢静脈における下肢エコー検査について検査方法,治療への使用方法について説明する。検査方法自体は複雑ではないため検査技師の検査を数回見れば検査手技を習得できると思う。

超音波診断機器

下肢血管の診断では7.5～12 MHz のリニア型プローベを用いて検査を行う。表在性の血管については高周波数の方が明瞭に確認できる。深部静脈も同時に検査することの利便性を取って,通常は9 MHz のプローベを用いて検査している。脈波,逆流を確認する際は,パルスドップラーモードを用いる。この際血管とドップラー入射角度が60°以下となるようにする。

下肢静脈瘤の診断

下肢静脈瘤は心原性や深部静脈血栓症後遺症による二次性静脈瘤と基礎疾患のない一次性静脈瘤の大きく2つに分けられる。下肢静脈瘤の治療をするにあたり,責任病変を把握するためにどの血管に逆流があるかを評価する必要がある。逆流の有無を調べるのみであればドップラー聴診器にて診断を行うこともできる。しかし一方で超音波検査(Duplex scan)を用いれば表在静脈に限らず深

---

* Hisato KONOEDA,〒162-8666 東京都新宿区河田町8-1 東京女子医科大学形成外科,講師

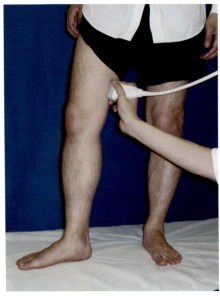

図 1.
静脈逆流を検査する際の姿勢
患者を立位にさせて，検査を行わない方の足に重心を置くように指示する．大伏在静脈の逆流測定部位は図で検査している大腿中央部と大腿伏在静脈接合部の2か所である．

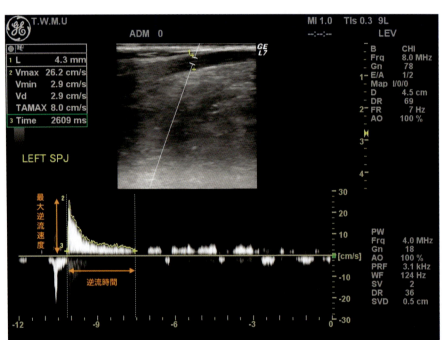

図 2.
静脈逆流時のパルスドップラー超音波画像（伏在膝窩静脈接合部）
表在静脈不全の診断は逆流時間が500ミリ秒以上の場合である．図の場合は2609ミリ秒なので優位な逆流と評価する．

部静脈や穿通枝を個別に評価することができる．さらに血管直径を含め逆流速度や逆流時間など様々なパラメータを評価することができるため，治療方針を立てる際に大いに役立つ[3]．検査時に患者の協力も必要であるので検査の詳細について説明していく．

静脈逆流の評価方法

検査を行う際にまず患者を立位にさせ検査を行わない方の足に重心を置くように指示する（図1）．Bモードにて観察する静脈を長軸方向に描出した後，パルスドプラ法で逆流時間や逆流速度を測定する．逆流を確認する手技には2つある．1つは口，鼻を閉じていきみを行うことによるバルサルバ法，もう1つは下腿を検者が用手的に圧迫するミルキング法である．これらの手技により静脈不全がある場合は静脈内に逆流が生じる（図2）．逆流は生理的に認められることもある．表在

静脈では 0.5 秒以上のもの[4]を，深部静脈（大腿静脈，膝窩静脈）では 1 秒以上のもの[2]を逆流と定義している．最大逆流速度が高く，逆流時間が短い症例がCEAP分類でC4a以上の重度の慢性静脈不全となるため[5][6]，我々はこれらのパラメータを基準に手術適応を決めている．

逆流測定部位について

1．大伏在静脈逆流の観察

大伏在静脈を観察する際は伏在大腿静脈接合部（saphenofemoral junction）から 3 cm 末梢部と大腿中央部で観察を行うこと．伏在大腿静脈接合部ではバルサルバ法も有用であるが，大腿中央においてはミルキング法がよい．筆者はバルサルバ法を用いず全部位でミルキング法を用いている．

2．小伏在静脈逆流の観察

小伏在静脈においても伏在膝窩静脈接合部（saphenopopliteal junction）と下腿中央部で行う．我々はミルキング法で行っている．小伏在静脈は破格を認めることも多いため[7]，走行をよく観察しておくことが肝要である．

3．穿通枝逆流の観察

大腿，下腿には深部静脈と表在静脈を結ぶ穿通枝が多く認められる．エコーにて確認すべき穿通枝は潰瘍形成または潰瘍後瘢痕を形成している部位の直下の病的穿通枝の有無である．病的穿通枝の診断基準は逆流時間が 0.5 秒以上で 3.5 mm 以上の血管径を持つものである．

4．深部静脈逆流の観察

深部静脈の逆流や閉塞がある場合は，表在静脈の治療を行うことで静脈不全が増悪することがある[8]．そのため深部静脈の逆流や閉塞を事前確認することは重要である．閉塞については後に深部静脈血栓症の検査の項で説明する．深部静脈の逆流については大腿静脈および膝窩静脈を評価する．前述したが大腿～膝窩静脈不全の診断基準は表在静脈とは異なり逆流時間が 1 秒以上である．

下肢静脈瘤の治療

下肢静脈瘤のエコーを用いた治療としてエコーガイド下フォーム硬化療法とエコーガイド下血管内焼灼術がある．これらの治療方法とエコーの活用方法について簡単に触れていく．

1．エコーガイド下フォーム硬化療法

硬化療法で下肢静脈瘤を治療する際は伏在静脈と側枝静脈瘤で硬化剤（ポリドカノール）の濃度，投与量を変える必要がある．さらに可視できる側枝静脈瘤については容易に静脈腔に穿刺できるが伏在静脈についてはエコーを用いない限り穿刺を行うことは出来ない．大伏在静脈および小伏在静脈を穿刺する際は長軸方向にプローベをあて 23 G 針による穿刺を試みる．この際エコーにて針先を描出しながら伏在静脈内に確実に留置することが肝要である．大伏在静脈に対しては 3％フォームポリドカノールを大腿中央部と膝部の 2 か所から 1～2 ml ずつ投与を行う．小伏在静脈に対しては下腿中央部から 3％フォームポリドカノールを 1～2 ml 投与する．大腿，下腿の側枝静脈瘤に対しては事前に留置していた 23 G トンボ針より 0.5～1％フォームポリドカノールを 0.5 ml ずつ少量投与していく．少量投与を行うことにより治療後の深部静脈への硬化剤の迷入のリスクを低減することができる[9]．

2．エコーガイド下血管内焼灼術

半導体レーザーによる下肢静脈瘤の血管内治療が 2011 年に保険適用になってから血管内治療が従来の手術治療に置き換わってきている．その後 2014 年にはラジオ波による血管内焼灼術も保険適用となり治療方法の選択肢が広がってきている．

これらの治療の際にエコーはなくてはならない．エコーを必要とする場面は 18 G 留置針を経皮的穿刺を行う時と伏在静脈周囲に Tumescent 麻酔を行う時，そして最後に焼灼を行う時である．留置針を穿刺する際は硬化療法を行う時と同様にまずは伏在静脈を長軸方向に描出した上で針を穿刺していく．硬化療法を行う時より太い針を使う

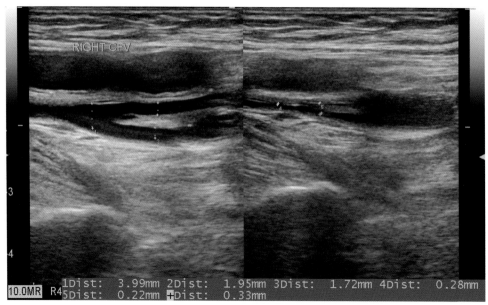

図 3. 深部静脈血栓症を認めない正常な静脈の超音波画像
左は非圧迫時,右は圧迫時の静脈の画像.正常な静脈は圧迫により容易に潰れる.

ため個人的には針の動きと自分の手元の感覚が大きく異なるように感じる.そのため手元の感覚を頼りにするよりはエコー画像のみを見て穿刺した方が容易に行うことができる.具体的には針が皮膚を貫いた後エコー画像上で表示させるため皮下組織内で左右に振る.続いて画像上に表示された針先を誘導して伏在静脈へ針先を穿刺すると良い.しかし血管径が細い場合は短軸方向で描写した方が行いやすいという報告もあるため[10],状況に応じてそちらを使用することもよいと思う.その後の Tumescent 麻酔はレーザーやラジオ波のカテーテル周囲を長軸方向にエコーで描出し,その周囲へ麻酔液を注入すればよい.また焼灼している際は静脈内に気泡が生じていることを確認しながらカテーテルを操作する.これら手技は静脈穿刺に比べると容易である.

深部静脈血栓症の診断

下肢静脈瘤の血管内治療の合併症として伏在静脈と深部静脈の接合部で生じる血栓症である EHIT(Endovenous heat induced thrombosis)や深部静脈血栓症の発生がある.血管内静脈焼灼術の加療後 3 日以内にこれらを確認することが推奨されているため深部静脈血栓症の診断方法についても述べる.

深部静脈血栓症の超音波診断法は静脈圧迫法とカラードップラー法がある.エコー検査を行う範囲は我々の施設では下肢深部静脈の走査を行い,総大腿静脈,深大腿静脈,浅大腿静脈,膝窩静脈,腓骨静脈,前脛骨静脈,後脛骨静脈,腓腹筋静脈,ヒラメ静脈を検査している.検査方法は静脈の短軸方向にプローベを当て圧迫する.通常静脈は圧迫により容易に潰れる(図 3)が,血栓を認める場合には静脈は潰れない(図 4).診断に苦慮する場合はカラードップラーモードに切り替えて血流が途絶えている場合も静脈血栓ありと診断できる(図 5).筆者が検査をする際は患者を仰臥位にして大腿と下腿前面を検査したのちに腹臥位とし膝窩から腓腹部の診察をしている.具体的には仰臥位にて総大腿静脈から末梢に走査を進め深大腿静脈,浅大腿静脈を確認する.その後下腿へ移動し脛骨前縁より外側にプローベを当てて前脛骨静脈を確認する.続いて腹臥位に患者を体位変換し膝窩静脈,腓腹静脈を検査する.続いて膝窩静脈から連続し腓骨静脈を腓骨に沿って検査していく.腓骨静脈からヒラメ筋に伸びるヒラメ静脈が数本

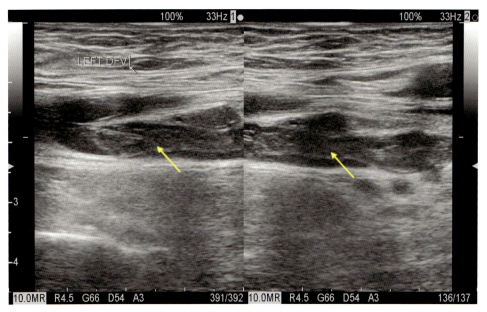

図 4. 深部静脈血栓症の超音波画像
左は非圧迫時，右は圧迫時．図 3 とは違い圧迫時に潰れず血栓も描出されている．（矢印は深大腿静脈血栓）

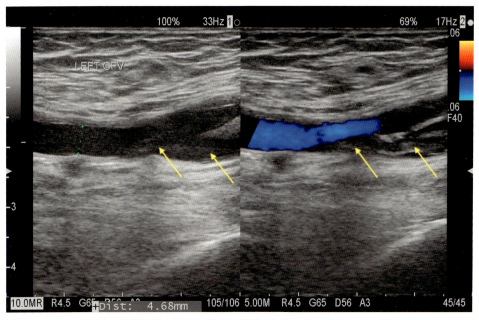

図 5. 深部静脈血栓症の超音波画像（カラードップラーモード）
左は B-モード，右はカラードップラーモード．矢印は図 4 の深大腿静脈血栓．血栓を認めない総大腿静脈，浅大腿静脈は血流を拾えるが血栓のある深大腿静脈は血流が途絶えている．

伸びているため同時に確認していく．最後に後脛骨静脈を同定する．この静脈は腓骨静脈と分岐するところでも同定可能だが，見つかりづらい場合は足関節部では表層を走るため容易に見つかる．足関節部で後脛骨動静脈を同定した後に逆行性に検査を進めるとわかりやすい．後脛骨静脈からもヒラメ静脈が分岐しているため同時に確認する．これで下肢の深部静脈を全体的に確認ができる．

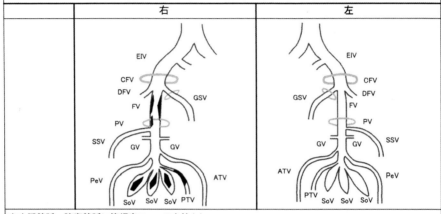

図 6. 下肢静脈超音波検査報告書
血栓同定部位や血管径を記録しておく．

評価終了後に血栓同定部位，血管径を記録しておく（図 6）．

動脈硬化の診断

下肢動脈の超音波検査の用途としては閉塞性動脈硬化症の評価，動脈瘤，仮性動脈瘤の有無を調べることである．形成外科領域では下肢の重度血流障害による足潰瘍形成への治療介入の際の血流評価などとなる[11]．ただその状況では足関節上腕血圧比（ankle-branchial pressure index；ABI）や皮膚灌流圧（skin perfusion pressure；SPP）などにより画像評価に頼らずに手術術式の計画を立て

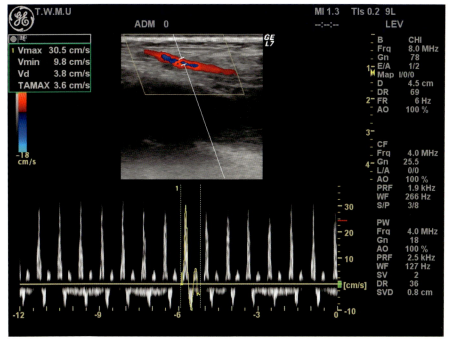

図 7. 健常者の後脛骨動脈のパルスドップラー
通常の動脈の脈波は図のように上に凸，下に凸，上に凸の3つの波が観測できる(三相性波)．近位部に閉塞を認める場合は，波形が変わり二相性波または単相性波と不明瞭になる．

ることができるため，必ずしも下肢動脈エコーが必要となるわけではない．一方で下腿再建の際の移植床血管の評価として下肢エコーは有用となることがある[11]．血管の閉塞，狭窄の評価はもちろんのこと前脛骨，後脛骨，腓骨動脈の分岐にバリエーションがあるため血管走行の確認にもエコー検査は活用することができる．検査に用いるプローブは静脈検査同様のリニア型を用いる．大腿動脈，膝窩動脈，腓骨動脈，前脛骨動脈では7～10 MHz が使いやすく，走行が浅い後脛骨動脈，足背動脈であれば12～15 MHz がよい[12]．動脈の脈波は通常三相性波(図7)となるはずが，近位部での閉塞を認める際は二相性波，単相性波と不明瞭になる．それに加えて最大流速の減少を認める．または狭窄部位の直後では狭窄前後で2倍以上の流速の増加を認めることもある．このように動脈の狭窄や血流不全を疑う際はより近位の血管か他の部位に吻合血管を求める必要が出てくる．

まとめ

エコーを用いた下肢血管評価におけるエコーの活用術について説明した．検査手技は比較的容易であるため機会があればエコー手技を習得すると短時間で容易に下肢血管の評価が可能になる．皆様の診療の一助になれば幸いである．

利益相反

本論文について他社との利益相反はない．

参考文献

1) Arnoldussen, C. W., et al.：Value of magnetic resonance venography and computed tomographic venography in lower extremity chronic venous disease. Phlebology. **28**(Suppl 1)：169-175, 2013. doi：10.1177/0268355513477785
2) Gloviczki, P., et al.：The care of patients with varicose veins and associated chronic venous diseases：clinical practice guidelines of the Society for Vascular Surgery and the American Venous Forum. J Vasc Surg. **53**(5 Suppl)：2S-48S, 2011. doi：10.1016/j.jvs.2011.01.079

3) 松尾 汎ほか：超音波による深部静脈血栓症・下肢静脈瘤の標準的評価法. 静脈学. **29**(3)：363-394, 2018.
   Summary 下肢静脈エコーについて詳述されている良書.

4) Labropoulos, N., et al.：Definition of venous reflux in lower-extremity veins. J Vasc Surg. **38**(4)：793-798, 2003.

5) Yamaki, T., et al.：Comparative evaluation of duplex-derived parameters in patients with chronic venous insufficiency：correlation with clinical manifestations. J Am Coll Surg. **195**(6)：822-830, 2002.

6) Konoeda, H., et al.：Quantification of superficial venous reflux by duplex ultrasound-role of reflux velocity in the assessment the clinical stage of chronic venous insufficiency. Ann Vasc Dis. **7**(4)：376-382, 2014. doi：10.3400/avd.oa.14-00047

7) Delis, K. T., et al.：Prevalence, anatomic patterns, valvular competence, and clinical significance of the Giacomini vein. J Vasc Surg. **40**(6)：1174-1183, 2004. doi：10.1016/j.jvs.2004.09.019

8) 伊藤孝明ほか：日本皮膚科学会ガイドライン 創傷・熱傷ガイドライン委員会報告 下腿潰瘍・下肢静脈瘤診療ガイドライン. 日皮会誌. **121**(12)：2431-2448, 2011.

9) Yamaki, T., et al.：Multiple small-dose injections can reduce the passage of sclerosant foam into deep veins during foam sclerotherapy for varicose veins. Eur J Vasc Endovasc Surg. **37**(3)：343-348, 2009. doi：10.1016/j.ejvs.2008.08.021
   Summary エコーガイド下硬化療法によるDVの回避について述べられている.

10) 山本 崇：血管内焼灼術の手技：私の方法. あなたの外来で始める下肢静脈瘤手術. 細川 互監修, 波多祐紀編集. 54-66, 克誠堂出版, 2019.

11) 関谷直美, 市岡 滋：【下肢潰瘍予防・治療に役立つアセスメント】下肢血管エコーで行う血流評価. 日下肢救済足病会誌. **9**(1)：17-24, 2017.

12) 佐藤 洋：【解剖がわかれば走査がわかる 決定版 超音波検査テクニックマスター 腹部・下肢編】(第2章)下肢編 下肢動脈エコーの基本手順とコツ. Vascular Lab. **10**(増刊)：72-82, 2013.

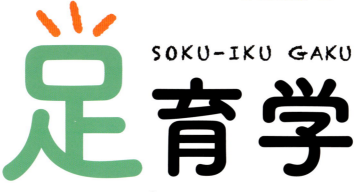
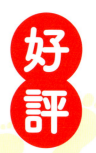

足育学 SOKU-IKU GAKU

外来でみる フットケア・フットヘルスウェア

編集：高山かおる　埼玉県済生会川口総合病院 主任部長
一般社団法人足育研究会 代表理事

2019年2月発行　B5判　274頁　定価（本体価格 7,000円＋税）

治療から運動による予防まで あらゆる角度から「足」を学べる足診療の決定版！

解剖や病理、検査、治療だけでなく、日々のケアや爪の手入れ、運動、靴の選択など知っておきたいすべての足の知識が網羅されています。皮膚科、整形外科、血管外科・リンパ外科・再建外科などの**医師**や**看護師**、**理学療法士**、**血管診療技師**、さらには**健康運動指導士**や**靴店マイスター**など、多職種な豪華執筆陣が丁寧に解説！
初学者から専門医師まで、とことん「足」を学べる一冊です。

CONTENTS

- 序章　「あしよわ分類」を理解する
- Ⅰ章　足を解剖から考える
- Ⅱ章　足疾患の特徴を学ぶ
- Ⅲ章　検査で足を見極める
- Ⅳ章　足疾患の治療を知る
- Ⅴ章　足のケア・洗い方を指導する
- Ⅵ章　フットウェアを選ぶ
- Ⅶ章　忘れてはいけない 歩き方指導・運動
- Ⅷ章　まだまだ知っておきたい 足にまつわる知識
- 巻末　明日から使える「指導箋」

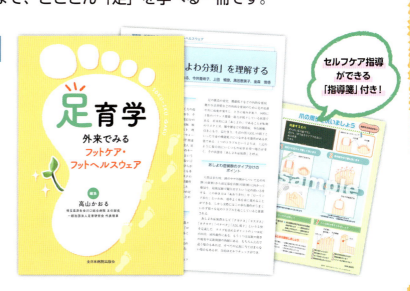

セルフケア指導ができる「指導箋」付き！

全日本病院出版会　〒113-0033　東京都文京区本郷3-16-4　Tel:03-5689-5989
www.zenniti.com　Fax:03-5689-8030

◆特集/形成外科におけるエコー活用術

鼻骨骨折整復時のエコー活用術

貝田　亘[*1]　井上真一[*2]

Key Words: 鼻骨骨折(nasal bone fracture), 超音波診断装置(エコー)(ultrasonography), 術中評価(intraoperative assessment), 音響カップリング材(accoustic coupling pad)

Abstract　鼻骨骨折の治療のメインは徒手整復である．一般的な整復手技は，鉗子や指からの感触(触覚)や外鼻の形態(視覚)という感覚に頼っていたが，術中に超音波診断装置(エコー)を使用して骨折部を可視化することでリアルタイムに整復の評価ができるようになり，良好な治療成績を得ている．本稿では，これまで報告されたエコーの活用法および新たに開発した鼻骨骨折診断用音響カップリング材について述べる．

はじめに

　鼻骨骨折は顔面骨骨折の中で最も多い骨折であり，そのメインとなる治療法が徒手整復術である．その手技は比較的簡単ゆえ，形成外科医になりたての頃に治療を経験することが多い．一般的な整復手技は，片手に整復鉗子などを持ち鼻腔内に挿入して骨折部を授動し，もう片方の手で外鼻を触りながら整復具合を確認する．しかし，鉗子や指からの感触(触覚)や外鼻の形態(視覚)という感覚に頼っての治療なので，施術者は鼻骨が果たしてほぼ元通りに整復できているのか不安に感じることがある．筆者も形成外科医2年目に行った鼻骨骨折治療が，術後の画像診断で全くと言っていいほど整復されていなかったという苦い経験がある．

　近年ではそのような不確実さを解消すべく，超音波診断装置(以下，エコー)を用いて骨折部を可視化することでリアルタイムに整復を評価でき，良好な治療成績を得た報告が増えている．本稿では，筆者らが開発した製品紹介とともに鼻骨骨折整復時のエコーの活用術を述べる．

鼻骨骨折治療におけるエコーの利点

　エコーは機器そのものがコンパクトで移動させやすく，検査する場所を選ばない．そしてX線やCTのように放射線被曝の心配がなく低侵襲である．形成外科診療ガイドラインでも，鼻骨骨折の診断にエコーが有用である(CQ107，グレードC)と推奨されている[1]．

　受傷からの時間経過が短く，外鼻の腫脹が著明であっても鼻骨を描出でき，整復時にはリアルタイムに骨折部を観察できる．さらに整復後の鼻骨の後戻りもその場で判明するので，エコーを見ながらタンポンガーゼなどを鼻腔内に挿入して内固定を行うことで，後戻りを予防することが可能である．

[*1] Wataru KAITA, 〒693-8555　出雲市姫原4丁目1番地1　島根県立中央病院形成外科, 医長
[*2] Shinichi INOUE, 同, 部長

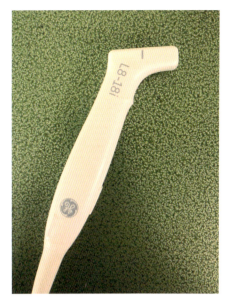

図 1. L字型小型プローブ(GEヘルスケア・ジャパン社製 L8-18i-RS Probe)

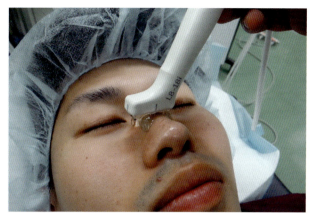

図 2. 外鼻の上にエコーゼリーを多めに使用してその上からプローブを当てる.

術中エコーの使用方法

鼻骨は皮下の浅い部位に存在するので,表在観察に適したリニア型プローブを使用する.エコーでの鼻骨の描出像は,CT のアキシャル断面と同じ方がイメージしやすい.ただし,鼻中隔は鼻腔という空隙があるため描出は困難である.

術中エコーの最大の問題点は,いかに外鼻の複雑な立体構造にフィットするようにプローブを接触させ骨折部位を鮮明に描出するか,である.2003 年に副島ら[2]が術中評価を報告して以降,様々な工夫がなされてきた.それらを以下にまとめてみた.

1.直接外鼻に当てる

佐藤ら[8],Kim ら[9]は直接プローブを外鼻に当てて鼻骨を描出している.Kim らは一般的なリニア型プローブを使用しているが,佐藤らは L 字型の小型プローブ(GE ヘルスケア・ジャパン社製 L8-18i-RS Probe:図 1)を直接外鼻に当てて描出している.このプローブは一般的なリニア型プローブよりも高周波数で体表病変の描出に優れていて,鼻骨をより鮮明にとらえやすく,小さくコンパクトなので操作性にも優れている.

2.エコーゼリーを多めに用いる

岸部ら[3],辻本ら[7],伊藤ら[15]は外鼻にエコーゼリーを多めに使用してその上からプローブを当てて描出している(図 2).特に伊藤らは高粘度のゼリー(フクダ電子社製 UF クリアゲル OJ-20)を用いることで周囲にゼリーが流れず,凹凸を克服している.

3.生理食塩水を張ったフレームを用いる

Shigemura ら[6][11]は顔の上にシュノーケリングマスクやプラスティック容器を置いてフレームを作り,内部に生理食塩水を張り音響カプラとして使用することで,両側の鼻骨が同時に描出されることを報告している.

4.手袋を用いる

Lou ら[4],Chou ら[10],三羽ら[13],高林[14]は処置や手術などに用いる手袋に水を入れて音響カプラとして使用している(図 3).非常に安価であり,滅菌手袋を用いれば清潔術野でも使用できる.

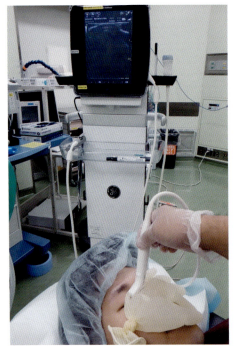

図 3. 手袋に水を入れて音響カプラとして使用

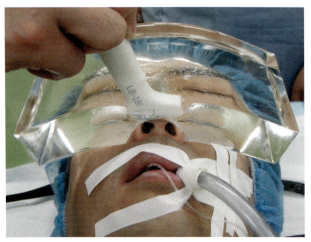

図 4. ソナゲル®に鼻部を圧迫しないように陥凹を施している．

5．音響カップリング材を用いる

副島ら[2]，荒田ら[5]，滝本ら[12]は超音波診断用音響カップリング材(ソナゲル®，現在は八十島プロシード社からエコーゲルパッド®として販売中)を用いて鼻骨を描出している．滝本らは音響カップリング材を板状のまま外鼻の上に置いて，その上からプローブを使用している．副島らは製造元に依頼して，厚さ 3 cm の板型の音響カップリング材に外鼻を圧迫しないように陥凹(深さ 25 mm，15 mm の 2 種類)を施している(図4)．荒田らは長径をプローブと同サイズ，短径はやや大きく，厚みは 1〜1.5 cm 程度の直方体に音響カップリング材を加工し，プローブに接着させて使用している．

鼻骨に特化したエコー用製品の開発

筆者も初めは前述の方法をいくつか試してみたが，より簡便にエコーを使用できないだろうかと試行錯誤を繰り返した．

そして，外鼻の凹凸にフィットするような形状をした音響カップリング材を直接プローブに貼り付けて使用できるよう製造元にお願いして試作品を作った．その後も細かい修正を加えて，2018 年 1 月に八十島プロシード株式会社より「エコーパッド N」(通称ハナゲル)という名称で販売されるに至った(図5)．

エコーパッド N のプローブへの装着方法

エコーパッド N は，一般的なリニア型プローブにフィットするような大きさである(図6-a)．付属の両面テープでエコーパッド N とプローブの先端部を接着しているが，エコーゼリーが接着部に付着すると粘着力が弱くなり取れやすくなるので，図6-b のように両端をテープで固定すると取れにくくなる．

また，小型プローブの場合は両端を切除して使用する(図6-c, d)．

エコーパッド N の利点と欠点

利点はプローブとエコーパッド N が一体化し

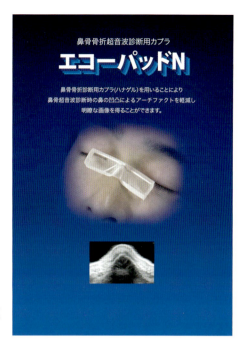

図 5.
鼻骨に特化した音響カップリング材「エコーパッド N」

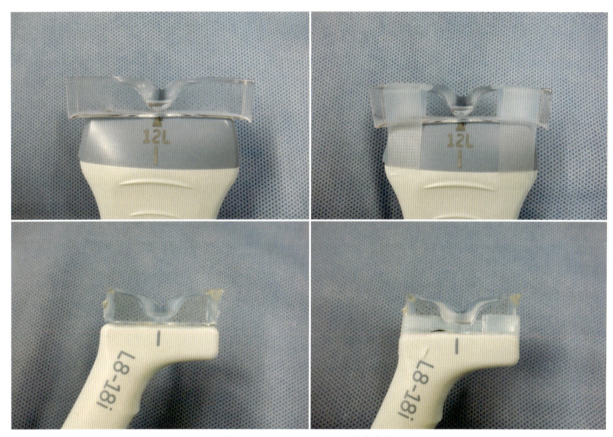

|a|b|
|c|d|

図 6. エコーパッド N の装着方法
a：一般的なリニア型プローブに装着したエコーパッド N，付属の両面テープで固定する．
b：両端をサージカルテープなどで補強するとエコーゼリーが接着部に付いても取れにくくなる．
c：小型プローブに装着する場合は両端を切除する．
d：エコーゼリーが接着部に入らないようにテープ保護すると取れにくくなる．

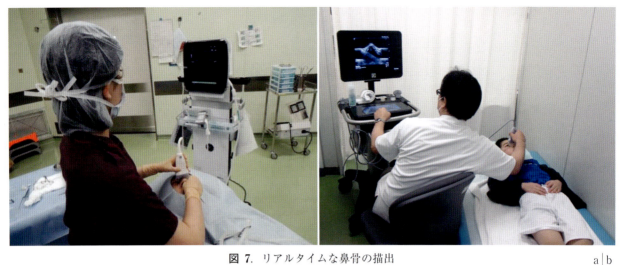

図 7. リアルタイムな鼻骨の描出
a：術中に片手でプローブを持ちながらもう一方の手で整復ができる.
b：外来にエコーがあればその場で鼻骨を描出できる.

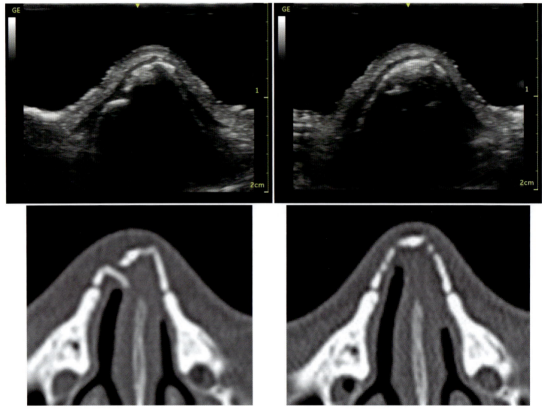

図 8. 症例 1：17 歳，女性．術中エコー画像と CT 画像
a：整復前エコー，b：整復後エコー，c：術前 CT，d：術後 CT

ているので，片手でプローブを持ちながらもう一方の手で整復鉗子を持つことができ，助手の手を借りずに一人でも整復ができる(図 7-a).

外来にエコーがあればその場で鼻骨を描出でき(図 7-b)，かつ整復も可能である．

欠点は，このエコーパッド N は今のところワンサイズしかないので，ある程度の鼻の高さであれば両側の鼻骨を同時に描出することができる(図 8，9)が，鼻が高い症例(図 10)などは両側同時の描出は困難である．

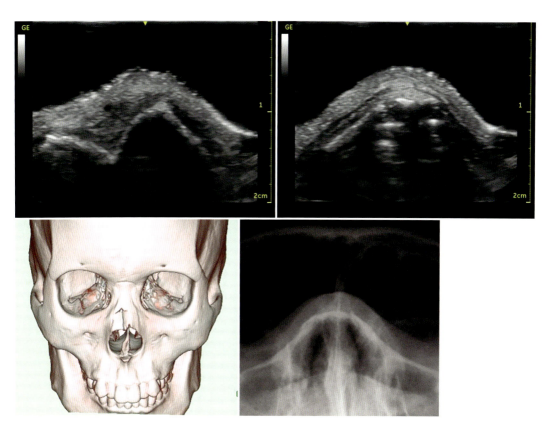

図 9. 症例2：17歳，男性．術中エコー画像と術前3D-CT画像，術後X線
a：整復前　　　　　　b：整復直後，鉗子で鼻骨を挙上している．
c：術前3D-CT　　　d：術後X線

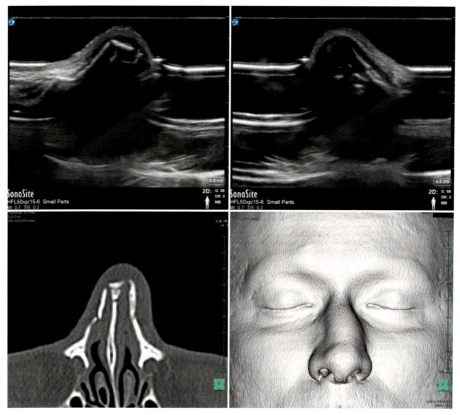

図 10. 症例3：41歳，ポルトガル人男性
a：整復前の右鼻骨エコー画像　　b：整復前の左鼻骨エコー画像
c：術前CT画像　　　　　　　　d：術前CTの体表画像

エコーパッド N を使用した症例

以下，3症例を示す．

症例 1：17歳，女性（図8）
症例 2：17歳，男性（図9）
症例 3：41歳，ポルトガル人男性（図10）

まとめ

鼻骨骨折整復時の術中エコーの活用術を，諸家の報告例とともに述べた．ある程度の熟練した手技や専用のデバイスを要するが，今まで文字通り手探りで行っていた整復がリアルタイムに描出し評価できるようになるので，非常に有用であると考える．

参考文献

1) 形成外科診療ガイドライン5 頭蓋顎顔面疾患（主に後天性）．105，金原出版，2015．
2) 副島一孝ほか：鼻骨骨折整復時の術中超音波診断の有用性について．形成外科．**46**：1059-1065, 2003．
3) 岸部 幹ほか：鼻骨骨折における超音波エコー検査の有用性．日耳鼻．**108**：8-14，2005．
4) Lou, Y. T., et al.：Conductor-assisted nasal sonography：an innovative technique for rapid and acute detection of nasal bone fracture. J Trauma Acute Care Surg. **72**：306-311, 2012.
5) 荒田 順ほか：鼻骨骨折徒手整復術における音響結合用高分子ゲル材を用いた術中超音波診断の有用性について．日形会誌．**33**：810-815, 2013．
6) Shigemura, Y., et al.：Water can make the clearest ultrasonographic image during reduction of nasal fracture. Plast Reconstr Surg Glob Open. **2**：e203, 2014.
7) 辻本賢樹ほか：鼻骨骨折整復術における術中エコー検査の使用経験とその有用性の検討．形成外科．**57**：1157-1163, 2014
8) 佐藤瑠美子ほか：鼻骨骨折整復固定術におけるL字型プローブを用いた術中超音波検査の有用性について．日形会誌．**35**：12-18, 2015．
9) Kim, D. H., Kim, K. S.：Usefullness of ultrasonography-assisted closed reduction for nasal fracture under local anesthesia. Arch Craniofac Surg. **16**：151-153, 2015.
10) Chou, C., et al.：Refinement treatment of nasal bone fracture：A 6-year study of 329 patients. Asian J Surg. **38**：191-198, 2015.
11) Shigemura, Y., et al.：Ultrasonographic images of nasal bone fractures with water used as the coupling medium. Plast Reconstr Surg Glob Open. **5**：e1350, 2017.
12) 滝本泰光ほか：音響カプラーゲルパッドを用いた超音波エコー下鼻骨骨折整復術の有用性の検討．日耳鼻．**120**：907-913, 2017．
13) 三羽英之ほか：術中超音波検査を用いた鼻骨骨折整復術における「水手袋カプラー」の有用性．日頭顎顔会誌．**33**：83-86, 2017．
14) 高林宏輔：鼻骨骨折への対応．耳喉頭頸．**90**：344-346, 2018．
15) 伊藤明日香ほか：鼻骨骨折整復時，および軟膏ガーゼ挿入による内固定時におけるリアルタイムでの超音波診断装置使用の有用性．日頭顎顔会誌．**34**：94-102, 2018．

大好評！

公益社団法人日本美容医療協会の推薦図書に選ばれました！

美容医療の安全管理とトラブルシューティング

PEPARS No.147
2019年3月増大号

編集／福岡大学教授　大慈弥裕之

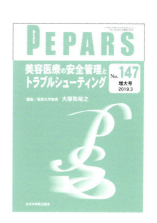

非手術的美容医療に伴う合併症やその予防を網羅！
これから美容医療を始める人だけでなく、
　　すでに行っている人もまずは一読を！！

オールカラー　B5判　192頁　定価（本体価格5,200円＋税）

Ⅰ．各種治療の安全管理とトラブルシューティング
- ナノ秒レーザー／ピコ秒レーザー　／河野太郎ほか
- レーザーを使ってはいけない皮膚疾患　／山田秀和
- IPLによるリジュビネーション治療における問題点と解決策　／根岸　圭
- レーザー脱毛　／木下浩二ほか
- フラクショナルレーザー　／大城貴史ほか
- 高周波（RF）治療の合併症と回避法　／石川浩一
- ヒアルロン酸注入　／古山登隆
- ＜コメント＞　ヒアルロン酸注入治療安全マニュアル　／西田美穂ほか
- ボツリヌス毒素製剤使用の安全性とトラブルシューティング　／青木　律
- 脂肪注入　／市田正成
- PRP療法の安全管理とトラブルシューティング　／楠本健司
- 安全にスレッドリフトを行うために　／鈴木芳郎
- 合併症を避けるための顔面解剖　／牧野太郎
- 非吸収性フィラー注入後遺症の診断と治療　／野本俊一ほか

Ⅱ．安全な美容医療を行うための必須事項
- 美容医療材料・機器のための制度設計　／秋野公造
- 広告規制と美容医療　／青木　律
- 特定商取引法と美容医療　／石原　修
- 再生医療法と美容医療　／水野博司
- 美容医療と訴訟　／峰村健司ほか

　（株）全日本病院出版会

〒113-0033　東京都文京区本郷3丁目16番4号
TEL：03-5689-5989　　FAX：03-5689-8030

全日本病院出版会　|検索|

 公式twitter　@zenniti_info

◆特集/形成外科におけるエコー活用術

頬骨骨折術中のエコー活用術

樫村　勉[*1]　副島一孝[*2]

Key Words：頬骨骨折(zygomatic fracture)，エコー(ultrasonography)，プレート固定(plate fixation)，鋼線固定(wire fixation)

Abstract　エコーは，体表面より簡便かつ低侵襲に深部組織の形態や機能を評価することが可能であり，顔面骨骨折の手術においても広く使用されている．我々は，術中に超音波診断装置を使用して整復位を確認する頬骨骨折の手術術式を考案し Semi-Closed Reduction 法として報告してきた．本法では，眉毛外側切開よりアプローチし Dingman 法により整復を行い，頬骨前頭縫合のプレート固定と頬骨体部の鋼線固定を行っている．術中にエコーを活用して整復前・整復後・固定後に適切な整復位が得られているかを評価している．

今回，本法の適応，手術方法，エコーの活用方法について詳述する．

はじめに

エコーは，CT や MRI など他の画像診断法と比較して，低侵襲・リアルタイム・小型かつ簡便・安価である利点を有する．そのため，以前から消化器外科領域などで手術支援機器として広く使用されてきた．顔面骨骨折の治療への応用についても，1990 年代より報告が見られる[1]．その後，頬骨骨折の手術において，骨折片の整復位の確認法として有用性が認知され，日本形成外科学会の診療ガイドラインでも診断における有用性についてグレード B で推奨されている[2]．我々は，適応を満たした頬骨骨折症例に対して，眉毛外側切開よりアプローチし，エコーの補助下に整復を行い，頬骨前頭縫合のプレート固定と鋼線による頬骨体部を固定する semi-closed reduction 法を考案した[3]．

[*1] Tsutomu KASHIMURA，〒173-8610　東京都板橋区大谷口上町 30-1　日本大学医学部形成外科学系形成外科学分野，准教授
[*2] Kazutaka Soejima，同，准教授

表 1. 本法の適応

| ① 第 3 骨片のない en-block な tripod 骨折 |
| ② 受傷後 2～3 週間以内 |
| ③ 眼症状を伴わない単純な頬骨骨折 |
| ④ 外来で鋼線抜去が可能な症例 |

本稿では，我々が行っている術中にエコーを活用して行う頬骨骨折手術の適応，手術方法，エコーでの評価方法について詳述する．

本法の適応（表 1）

1．第 3 骨片のない en-block な tripod 骨折

第 3 骨片を伴う症例は，本法での整復および固定が困難であるため除外している．

2．受傷後 2～3 週間以内

骨折片の可動性が良好な受傷後早期に手術を行う．受傷後 2 週間を超える症例では，授動・整復が困難な場合に open reduction に術式を変更する可能性を術前に説明している．

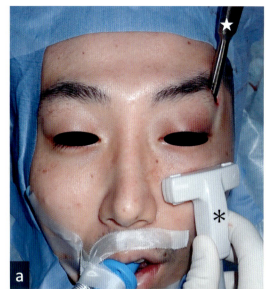
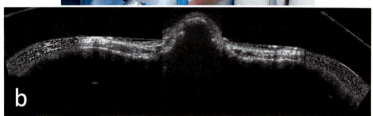

図 1.
a：Dingman 法による整復と整復
　位置の確認方法
　★：エレバトリウムによる整復
　＊：エコープローベ
b：眼窩下縁〜頬骨弓のエコー像
　（整復後）

3．眼症状を伴わない単純な頬骨骨折

眼窩底の再建を要する症例や眼球運動障害，複視を伴う症例は，本法で整復および再建が困難であるため，除外している．術前に冠状断 CT で確認を行っている．

4．外来で鋼線抜去が可能な症例

小児例など，術後に局所麻酔下で鋼線抜去が困難な症例は除外している．

手術方法

全身麻酔下に肩枕を使用した仰臥位で手術を施行する．

1．エコーでの評価

エコーの機器は，手術室などに設置されている機種を用いる．当科では主に東芝メディカルシステムズ社製の X-Ario XG を用いている．プローベは，リニア型（7.5 MHz）で B-mode を選択する．他科と共有して使用するエコーでは，通常は深部臓器の観察に最適な設定がなされている．頬骨骨折では，皮膚直下の骨の形態を評価するため，エコーの描画深度を概ね 3 cm 程度まで拡大して，骨の観察に適した輝度に再設定する必要がある．本法の適応に合致する片側の頬骨骨折であれば音響カップリング材は必要なく，直接骨折部の表層の皮膚にプローベを当てて評価している．

エコーによる評価は，整復前・整復後・固定後の 3 回行う．それぞれにおいて眼窩下縁〜頬骨弓にプローベを当て，眼窩下縁・頬骨弓を評価する（図 1-b）．整復前の初回の評価時に骨折部を同定したら，その位置をピオクタニンなどでマーキングしておくとその後の評価がより簡便になる．

2．アプローチと授動整復

眉毛外側切開よりアプローチしエレバトリムトリウムや U 字鉤を頬骨弓・体部の裏面に挿入し semi-closed reduction（Dingman 法）を行う．骨折の整復後に前述の通りエコーを用いた評価を行う（図 1-a）．骨膜を剝離しないので，頬骨前頭縫合の整合性を直視下に確認し，眼窩下縁の整合性をエコーで確認すれば頬骨下稜も自ずと良好に整復される．

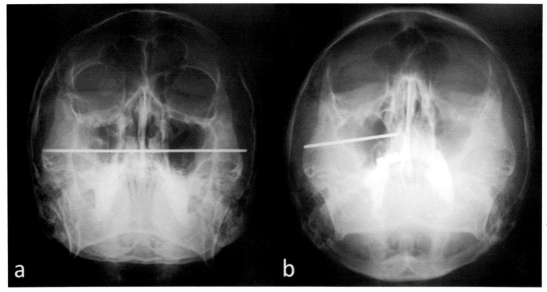

図 2. 頬骨体部の鋼線固定
a：頬骨—頬骨間の鋼線固定(Z-Z pinning)
b：頬骨—上顎骨間の鋼線固定(Z-M pinning)

3．固　定

頬骨前頭縫合部分を吸収性プレートで固定する．頬骨体部の固定は，直径 2 mm のキルシュナー鋼線を用いた鋼線固定を行う．従来，健側の頬骨から患側の頬骨まで鋼線を刺入する頬骨—頬骨間の鋼線固定(Z-Z pinning)を行っていた(図 2-a)．しかし，最近では患側の頬骨から同側の上顎骨まで鋼線を刺入する頬骨—上顎骨間の鋼線固定(Z-M pinning)を行っている(図 2-b)．鋼線刺入部は，やや鋼線が突出し刺入部を触診で確認できるようにしておくことで，後の抜去が容易となる．固定後もエコーで評価を行う．また，術中にX線写真を撮影し鋼線が正しく刺入されていることを確認する．

4．術後管理

通常の頬骨骨折と同様の術後管理を行う．術後6週間で，外来にて局所麻酔下に鋼線刺入部に3 mm 程度の切開を加え鋼線を抜去している．切開部は，縫合し1週間後に抜糸する．鋼線抜去の際，鼻腔内を十分に消毒し，術後は抗生剤を 3 日間予防投与している．

代表症例

65 歳，男性

自転車で転倒し左頬骨骨折(Knight & North group V)を受傷し，受傷後 1 日目に当科を受診し，CTで左頬骨骨折の診断となった(図 3-a, c)．本法の手術適応を満たしたため，受傷後 7 日目に全身麻酔下に手術を行った．整復前にエコーで評価したところ，頬骨骨折の骨偏位が明瞭に描出できた(図 4-a)．眉毛外側切開よりアプローチし Dingman 法による整復を行った．整復後にエコーで良好な整復位が得られていることを確認した．頬骨前頭縫合を吸収性プレート(ラクトソーブ®, メディカルユーアンドエイ社)で固定した．同様にDingman 法により頬骨が陥凹しないよう留意しながら患側の頬骨から同側の上顎骨まで直径 2 mm のキルシュナー鋼線を刺入した(図 4-c)．骨の固定後にも骨折片の偏位がないことをエコーで確認した(図 4-b)．術直後に撮影した単純 X 線写真で鋼線の刺入位置ならびに整復位に異常がないことを確認した(図 4-d)．術後 6 週間の CT 検査で術中のエコーの所見通り良好に整復されており，局所麻酔下に鋼線を抜去した．術後 6 か月間，経過観察中に再変形を認めなかった(図 3-b, d)．

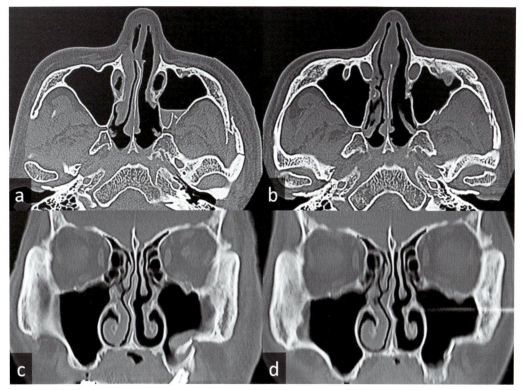

図 3.
a：術前水平断の CT　　b：術後水平断の CT　　c：術前前額断の CT　　d：術後前額断の CT

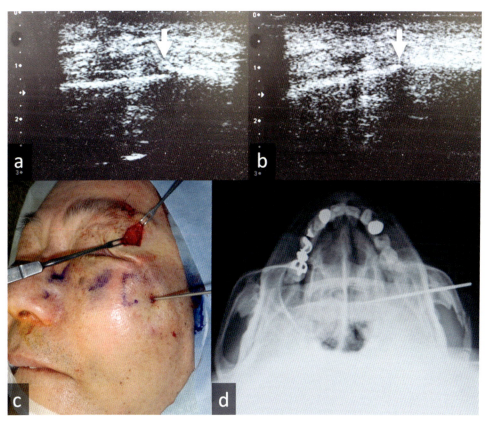

図 4.
a：頬骨弓部整復前のエコー（↓：骨折部）
b：頬骨弓部整復後のエコー（↓：骨折部）
c：術中所見（プレートならびに鋼線固定後の状態である．エコーの評価部位をピオクタニンでマーキングしている．）
d：術直後の単純 X 線写真

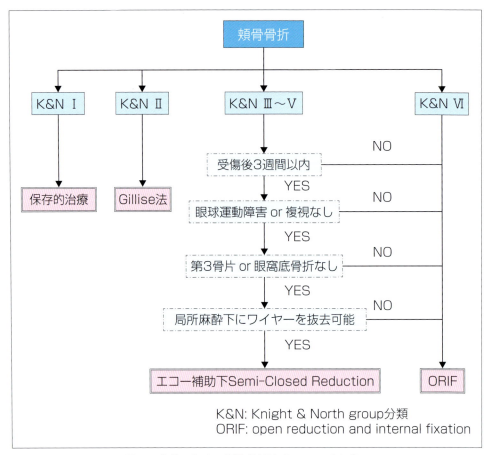

図 5. 当科における頬骨骨折治療のアルゴリズム

考察

顔面骨骨折の手術における，皮膚切開・皮下剥離・骨膜剥離などの手術操作は骨折部へ直接アプローチすることで授動・整復および固定を容易に行うと同時に，直視下に整復位を確認する目的がある．しかし，授動・整復および固定は必ずしも直視下に行う必要はなく，種々の画像診断装置により術中の整復位の確認が可能となれば，皮膚切開や骨膜剥離などを最小限にした顔面骨骨折の低侵襲治療が可能となる．これまでに，単純X線写真[4]，CT[5]，ナビゲーションシステム[6]など，多くの画像診断技術を用いた顔面骨骨折の術中整復位の確認方法が報告されてきた．エコーは，それらと比較して低侵襲・リアルタイム・小型かつ簡便・安価である点で優位性を持つ．1990年にAkizukiらが頬骨弓単独骨折におけるエコーの有用性を報告した[1]．その後，Gulicherらはエコーが触診と比較して骨折部の形態を良好に把握し得ることを報告した[7]．Hiraiらは，さらに他の顔面骨骨折手術においても応用可能であることを報告した[8]．我々は，tripod骨折においてエコーを用いた術中の整復位の確認法の有用性について報告してきた[3)9)10]．

本法において，適切な整復位で固定し治療を完結するためには前述の適応を遵守する必要がある．当科では，図5に示すアルゴリズムに従い頬骨骨折症例の治療方針を決定している．2012年3月から2019年3月までの間に当科で施行した頬骨骨折手術は，64例であった．そのうち26例(40.6%)が本法の適応となった．さらに17例で頬骨頬骨間の鋼線固定(26.5%)を行い，9例(40.6%)で頬骨上顎骨間の鋼線固定を行っていた．

本法は，エコーによる整復位の固定を行うことで以下に示す利点を持つ．

1）眉毛外側切開のみでアプローチするため，最

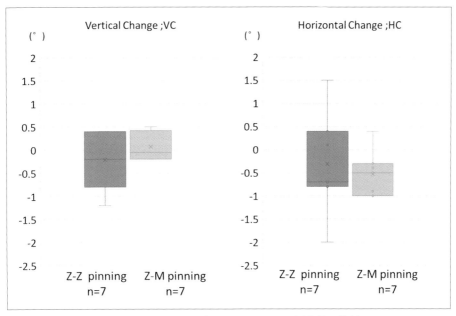

図 6. Z-Z pinnning と Z-M pinning の固定性の比較

小限の皮膚切開で手術を行うことが可能である.
2) 頬骨体部の骨膜剝離を必要としないため, 低侵襲である.
3) 骨膜剝離が頬骨前頭縫合部のみであるため, 眼窩下神経や頬骨顔面神経などの損傷の可能性が少ない.
4) 手技が簡便であり, 概ね 1 時間以内と短時間に手術を行うことが可能である.
5) 通常は頬骨前頭縫合部分のみプレート 1 枚と 4 本のビスを使用するにとどまり, 医療経済的にも優れている.

本法の固定では, 頬骨前頭縫合のプレート固定の他, 頬骨体部の鋼線固定を行っている. 近年では, エコー下に整復を確認し 1 か所のプレート固定のみで良好な固定性が得られたとの報告もある[11]. しかし, 我々は術後再変形の予防のため鋼線固定を追加している[12]. 当初, 患側からの鋼線刺入は, 刺入に伴う圧迫により骨折片の陥凹変形が生じることを危惧していた. そのため, 健側の頬骨体部から患側の頬骨体部まで Z-Z pinning を行っていた. しかし, 鋼線の通過する距離が長く, 眼窩内や歯根などへの鋼線の誤刺入のリスクが本法の問題点として残存していた. 近年では, 鋼線の通過距離が短い患側の頬骨体部から患側の上顎骨までの Z-M pinning を行っている. 鋼線刺入の際には, Dingman 法を併用し鋼線の圧迫による骨折片の陥凹を予防している. さらに固定後には, エコーで十分に整復位を確認している. 鋼線刺入の固定性の検討のため, 術後 6 週以降の 3DCT を評価した. Fujioka らの報告に準じて, 両側眼窩上縁と下縁を結ぶ線の角度から上下方向の偏位を Vertical Change(VC)として計測し, 両側側頭窩の前縁と後縁を結ぶ線の角度から前後方向の偏位を Horizontal Change(HC)として計測した[13]. Z-Z pinning を行った群(n=7)と Z-M pinning を行った群(n=7)のいずれも偏位は概ね 1° 以内であり, Z-M pinning も Z-Z pinning と同様に良好な固定性が得られていた(図6). Z-M pinning は, 鋼線の通過する距離が短く, 誤刺入のリスクが軽減されたことで術者へのストレスも軽減された. 現在では, Z-M pinning を標準的に選択している.

まとめ

頬骨骨折術中にエコーを活用することで, 骨折の整復位を的確に把握することが可能である. 良好な整復位と固定性を得るためには, 本法の適応を遵守することが重要である.

参考文献

1) Akizuki, H., et al.：Ultrasonographic evaluation during reduction of zygomatic arch fractures. J Craniomaxillofac Surg. **18**：263-266, 1990.
   Summary　顔面骨骨折にエコーを応用した最初の文献である．

2) 日本形成外科学会，日本創傷外科学会，日本頭蓋顎顔面外科学会：CQ69　画像診断（単純 X 線，エコー，CT など）は術中整復の確認に有用か？．形成外科診療ガイドライン 5 頭蓋顎顔面疾患（主に後天性）．71-72, 金原出版, 2015.
   Summary　術中のエコーでの評価についてグレード B で推奨されている．

3) Soejima, K., et al.：Semi-closed reduction of tripod fractures of zygoma under intraoperative assessment using ultrasonography. J Plast Reconstr Aesthet Surg. **62**：499-505, 2009.
   Summary　本稿の術式についての文献である．

4) Czerwinski, M., et al.：Rapid intraoperative zygoma fracture imaging. Plast Reconstr Surg. **124**：888-898, 2009.

5) Gander, T., et al.：Intraoperative 3-dimensional cone beam computed tomographic imaging during reconstruction of the zygoma and orbit. Oral Surg Oral Med Oral Pathol Oral Radiol. **126**：192-197, 2018.

6) Baek, M. K., et al.：Is surgical navigation useful for treating zygomatic arch fractures? J Craniofac Surg. **28**：e417-e419, 2017.

7) Gulicher, D., et al.：The role of intraoperative ultrasonography in zygomatic complex fracture repair. Int J Oral Maxillofac Surg. **35**：224-230, 2006.

8) Hirai, T., et al.：Ultrasonic observation of facial bone fractures：report of cases. J Oral Maxillofac Surg. **54**：776-779；discussion 779-780, 1996.

9) 副島一孝ほか：【頬骨骨折の治療　最小侵襲手術の観点から】超音波診断を利用した手術法．形成外科．**49**：1211-1219, 2006.

10) 副島一孝，仲沢弘明：【顔面骨骨折の治療戦略】顔面骨骨折の低侵襲治療．PEPARS．**112**：80-87, 2016.

11) Sato, A., et al.：Reliability of ultrasound-guided one-point fixation for zygomaticomaxillary complex fractures. J Craniofac Surg. **30**：218-222, 2019.

12) Nagasao, T., et al.：Combined fixation with plates and transmalar Kirschner wires for zygomatic fractures. Scand J Plast Reconstr Surg Hand Surg. **43**：270-278, 2009.
    Summary　プレート固定と鋼線固定の有用性について報告した文献である．

13) Fujioka, M., et al.：Stability of one-plate fixation for zygomatic bone fracture. Plast Reconstr Surg. **109**：817-818, 2002.

PEPARS 好評特集号

形成外科領域雑誌 ペパーズ
各号定価（本体価格 3,000 円＋税）

爪・たこ・うおのめの診療

編集／下北沢病院院長　菊池　守

No. 146　2019年2月号

日常診療に多い爪・たこ・うおのめの診断と治療を総復習！

- 爪・胼胝・鶏眼治療を行う前のアセスメント
- 爪白癬の治療指針
- 爪診療における腫瘍性病変の診断と治療
- 爪甲変形の診断と治療指針
- 陥入爪に対する私の外科的療法
- 爪の変形に対する非侵襲治療と保険適用でない治療
- 足底の疣贅の診断と治療
- 鶏眼・胼胝とその他の皮膚病変の鑑別
- 胼胝・鶏眼に対する様々な器材とフットケア手技
- 足の特徴と胼胝のできる場所，その対策

スレッドリフト　私はこうしている

編集／神田美容外科形成外科医院院長　征矢野　進一

No. 148　2019年4月号

最先端を走るエキスパートのコツと pitfall がぎっしり詰まった豪華版！

Ⅰ．吸収性材料のスレッド
- PLA，PCL を原料とするコグ付きスレッド―Happy Lift™―
- PLA を原料とするコーン型コグ付きスレッド―Silhouette Soft®―
- 鋭針やカニューレの中に PDO を原料とするスレッドを入れたコグ付き製品
　―Lead fine lift®，JBP V-lift Premium®，JBP V-lift Genesis®，Blue Rose®―
- 鈍針カニューレよりアンカーを挿入するコグ付きの製品―YOUNGS LIFT®―
- Tesslift Soft® に G-コグ® を組み合わせたスレッドリフト―G-Lift―
- コグなしスレッドのリフトテクニック

Ⅱ．非吸収性材料のスレッド
- コグ付き非吸収性材料のスレッド単品の製品―アプトス―
- コーンが引っかかるタイプの非吸収性素材のスレッド―Silhouette Lift®―
- ポリプロピレン糸（ナイロン糸）を皮下に通し，malar fat を抱え上げる手法―ケーブルリフト―
- SPRING THREAD® を用いたスレッドリフト

皮膚悪性腫瘍はこう手術する
―Oncoplastic Surgery の実際―

編集／神戸大学特命講師　野村　正　　神戸大学教授　寺師　浩人

No. 152　2019年8月号

皮膚悪性腫瘍を「確実に切除」し，さらに「良い再建を行う」
第一線の皮膚腫瘍外科医が伝授する治療のコツ満載！

- 基底細胞癌切除後の眼瞼欠損に対するアプローチ
- 眼瞼の悪性黒色腫
- 眼瞼の扁平上皮癌
- 外鼻の有棘細胞癌
- 外鼻の基底細胞癌
- 耳介の有棘細胞癌
- 上口唇の基底細胞癌の切除と再建
- 下口唇の有棘細胞癌
- 外陰部パジェット病
- 肛囲乳房外パジェット病
- 足趾の悪性黒色腫

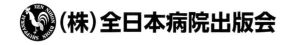

〒113-0033　東京都文京区本郷3丁目16番4号
TEL：03-5689-5989　　FAX：03-5689-8030

全日本病院出版会

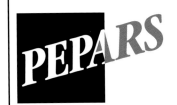

◆特集／形成外科におけるエコー活用術

インプラントによる乳房再建術後管理におけるエコー活用術

加藤千絵子[*1] 松本綾希子[*2]

Key Words：乳房インプラント（breast implant），超音波検査（ultrasonography），インプラント破損（implant rupture），乳房再建（breast reconstruction），乳房インプラント関連未分化大細胞型リンパ腫（BIA-ALCL）

Abstract 乳房インプラントは破裂や変形が起こることがある．当院ではファーストステップとして超音波によるインプラント破損スクリーニング検査を行っている．超音波では体表用の高周波リニアプローブを用い，インプラントの深部が見えるような深さに調節する．インプラントを含めた，より広い範囲を縦・横の2方向で走査し，インプラント内外の異常エコーや病変の有無を確認する．超音波検査でわかる破損として，① ピンホール破損，② シェルおよびゲルの破損（ゲルの流出なし），③ シェルおよびゲルの破損（被膜内にとどまる），④ 被膜外へのゲルの浸潤，がある．超音波で，インプラント周囲に生理的範囲を超える多量の液体貯留を認めた場合，乳房インプラント関連未分化大細胞型リンパ腫（BIA-ALCL）の可能性を考慮する必要がある．インプラント挿入から長期間経過している症例では BIA-ALCL の発症可能性について本人に周知されていない可能性があることに留意する．

はじめに

シリコンインプラントを用いた乳房再建術は，本邦では 2013 年に保険収載された．インプラントによる再建術は自家組織再建術と比較して低侵襲のため，広く行われるようになってきているが，インプラントは人工物のため，破裂や変形が起こり得る．日本乳房オンコプラスティックサージャリー学会のガイドライン[1]では，最低 10 年間は経過観察を行うこと，約 2 年に 1 度は MRI や超音波などの検査でインプラントの状態を確認することを推奨している．MRI によるスクリーニングは，費用や体制面での負担が大きく，現実的とは言えない．当院では超音波検査によるインプラント破損スクリーニングを行っている．

インプラント（ナトレル® 410）の構造（図 1）

乳房インプラントはシリコーン・エラストマーのシェル（以下，シェル）内に，ソフトで凝集性のあるシリコーンゲル（以下，ゲル）が充填されている．シェルは 3 層構造になっており，背側中央は製造段階でゲルを注入したのち 2 枚のパッチで塞がれている．超音波画像でシェル部分は高・低・高エコーの 3 層に描出され，背側の注入部はパッチ 2 枚が重なるため，厚く描出される（図 2）．ゲル部分は無エコーに描出される．インプラントの表面には小さな突起状のオリエンテーションマークが付けられている．これは触覚的および視覚的にインプラントの方向を認識するためのマークで，超音波画像ではシェル表面の低エコーとして描出される（図 3）．

[*1] Chieko KATO，〒135-8550 東京都江東区有明 3-8-31 がん研究会有明病院臨床検査センター超音波検査部
[*2] Akiko MATSUMOTO，〒104-0045 東京都中央区築地 5-1-1 国立がん研究センター社会と健康研究センター検診研究部，特任研究員

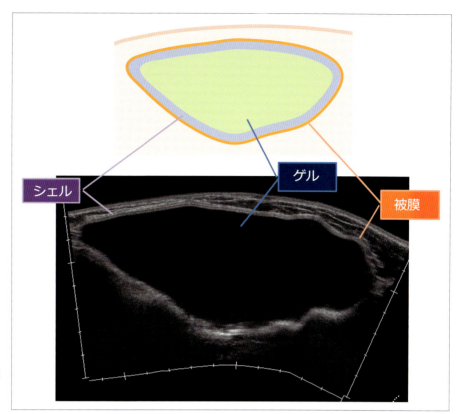

図 1.
インプラント模式図と超音波画像

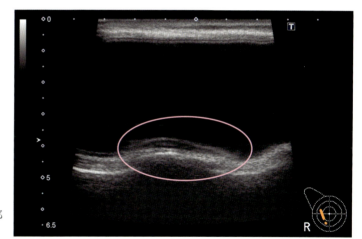

図 2.
シェル背側中央部

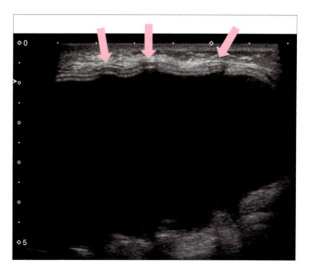

図 3.
オリエンテーションマーク(矢印)

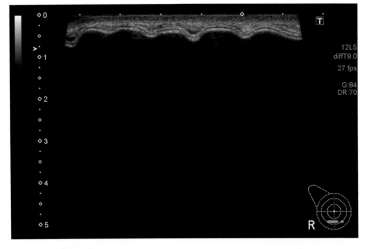

図 4.
表面のなみうち

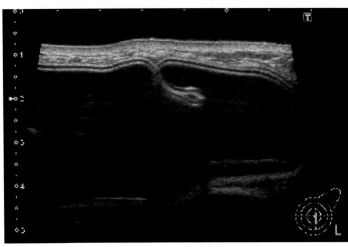

図 5.
折れ込み

超音波装置の設定・記録

プローブ：体表用の高周波リニアプローブを用い，10 MHz 程度を使用することが望ましい．周波数が高いと深部の観察が不十分となる可能性がある．

フォーカス：観察部位と同じ高さあるいはやや浅く設定する．

視野深度：インプラントの深部まで見えるような深さに調節する．

ゲイン：通常と同程度かやや上げる．

スキャン：インプラントを十分に含めたより広い範囲を縦・横の2方向で走査する．インプラント内外の異常エコーや病変の有無を確認する．オリエンテーションマークは極端なずれがないことを確認する．

記録：パノラマビューで全体が見えるように縦・横2方向の静止画を撮る．辺縁部分を通常のBモードで撮影する．異常部分があれば追加で撮影する．

超音波検査で描出されるバリエーション[2]

表面のなみうち(図4)：被膜拘縮に伴う変化で，ほとんどの症例で認められる．

折れ込み(図5)：被膜拘縮により，シェルの一部が折れ込むことがある．

内部全体の淡い点状(円弧状)高エコー像(図6)：ゲルの経時的な変化と考えられている．散在する場合は，有意な所見とは言えない．

インプラント周囲の生理的な液体貯留(図7)：表

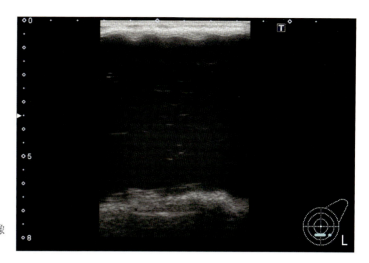

図 6.
内部全体の淡い点状(円弧状)高エコー像

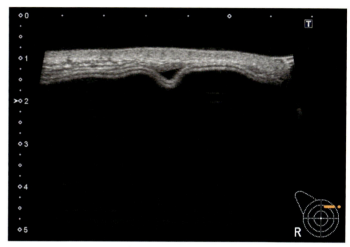

図 7.
インプラント周囲の生理的範囲内な液体貯留

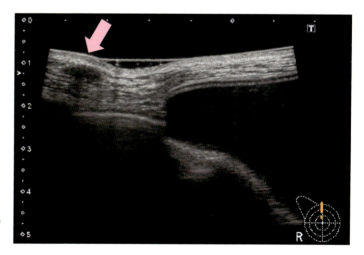

図 8.
皮下に埋入した肋軟骨(矢印)

面のなみうちに伴い,被膜とシェルの間に観察される少量の液体貯留で,しばしば認められる.

皮下に埋入した肋軟骨(図8):当院ではインプラント挿入術中に肋軟骨を採取し,乳頭再建時に使用するため,創付近の皮下に留置する場合がある.超音波上は乳癌の再発腫瘍と類似した所見を呈するため,検査の際には手術記録の確認が必要となる.

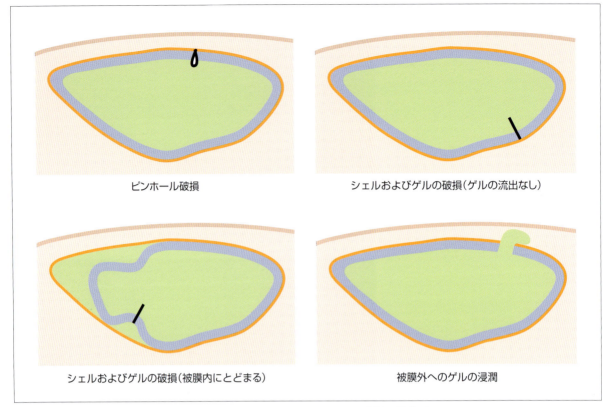

図 9. 超音波でわかるインプラント破損の模式図

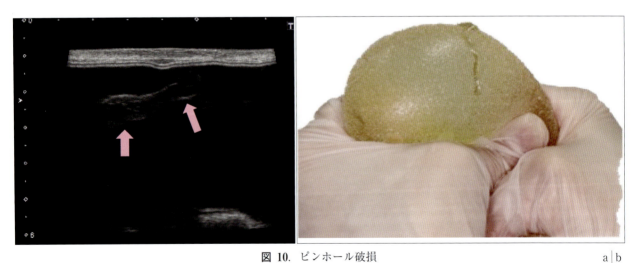

図 10. ピンホール破損　　　　　　　　　　　　　　　　　　　　　　a|b
a：表面から連続する紡錘状の高エコー像が描出された．
b：摘出したインプラント．ピンホール破損部から液体が流出している（別症例）[2]．

超音波検査でわかる破損（図 9）

① ピンホール破損（図 10）

インプラント表面にピンホールを認め，内部にごく少量の液体貯留を認める状態．超音波上は，表面から連続する紡錘状の高エコー像として描出される．

② シェルおよびゲルの破損（ゲルの流出なし）（図 11）

シェルに生じた亀裂によりゲルの変化が生じる

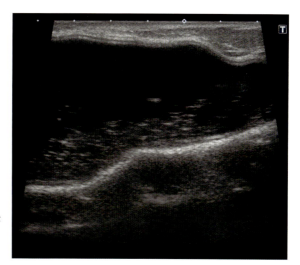

図 11.
シェルおよびゲルの破損（ゲルの流出なし）
インプラント内部背側に帯状の高エコー域が描出された．

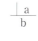
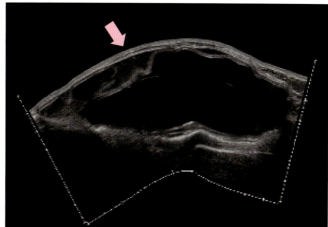

図 12.
シェルおよびゲルの破損（被膜内にとどまる）
a：シェル外に高エコー域が描出された．
b：摘出したインプラント
　左：シェルの背側に亀裂がみられた．
　右：シェル周囲に流出したゲルがみられた．

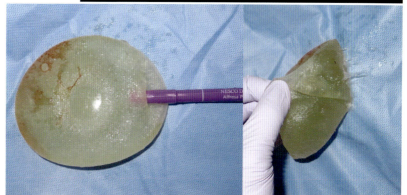

が，シェル外側にゲルの流出は認めず，インプラントの形状が保たれている状態．超音波上は，シェルに接したゲルの一部に帯状の高エコー域として描出される．

③ シェルおよびゲルの破損（被膜内にとどまる）（図 12）

②の破損状態に加えて，シェルの外側にゲルの流出が認められるが，ゲルは被膜内にとどまっている状態．超音波上は，②の所見に加えて，シェル周囲に高エコー域が描出される．

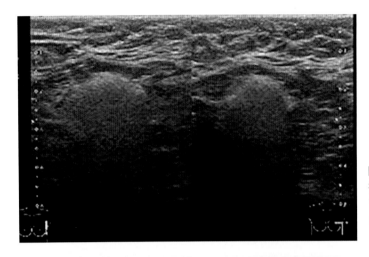

図 13.
被膜外へのゲルの浸潤(腋窩リンパ節)
リンパ節は腫脹し,内部が高エコーに描出された.

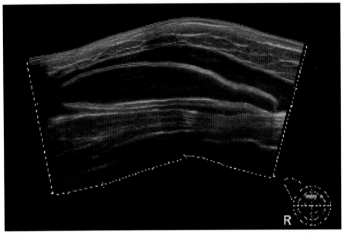

図 14.
シリコン周囲に貯留する液体貯留
こちらの症例は精査の結果,BIA-ALCL ではないことが確認された.

④ 被膜外へのゲルの浸潤(図 13)

ゲルが被膜を越えて乳房や胸壁,リンパ節などへ流出し,シリコン肉芽腫がみられる状態.

超音波上は,シリコン肉芽腫は高エコー腫瘤として描出される.

乳房インプラント関連 未分化大細胞型リンパ腫

超音波で,生理的範囲を超える多量の液体貯留を認めた場合(図 14),乳房インプラント関連未分化大細胞型リンパ腫(以下,BIA-ALCL)の可能性があるため,すみやかに形成外科医に連絡する.医師は細胞診などによる精査や専門施設への相談を含め,ガイドラインに沿った対応を行うこととなっている.BIA-ALCL はインプラント挿入後長期間経ってから発症する場合がある.インプラント挿入から長期間経過している症例では,BIA-ALCL 発症の可能性について本人に周知されていない可能性があることを留意する.

おわりに

本邦では乳癌術後の定期検査として,マンモグラフィと超音波検査を併用することが多い.インプラントのスクリーニングを同時に行えば,患者の負担が少なく,経過観察のもれを防ぐことができる.乳癌および乳房再建の専門施設だけでなく,検診機関を含む多くの施設にインプラントの異常所見が周知されることが望ましい.

参考文献

1) 日本乳房オンコプラスティックサージャリー学会:乳癌および乳腺腫瘍術後の乳房再建を目的としたゲル充填人工乳房および皮膚拡張器に関する使用要件基準.
2) 松本綾希子:超音波検査によるシリコーン乳房インプラント破損診断. Oncoplast Breast Surg. 1(2):64-74, 2016.

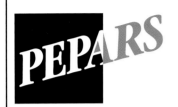

◆特集/形成外科におけるエコー活用術

光音響イメージング法を用いた熱傷深度診断と移植皮膚生着評価

角井泰之[*1] 佐藤俊一[*2]

Key Words: 光音響波(photoacoustic wave), 熱傷深度(burn depth), 皮膚移植(skin grafting), 生着評価(engraftment assessment), 血管(blood vessel), 新生血管(neovasculature)

Abstract 生体にパルス光を照射すると，組織中の光吸収体から光音響波が発生し，これを生体の表面ないし裏面で検出することで同吸収体の深さ分布をイメージングできる（光音響イメージング法）．代表的な応用例として，生体内の主要な光吸収体の 1 つであるヘモグロビンの光吸収を利用し，血管を無染色にイメージングすることができる．筆者らは，同手法により熱傷皮膚における血液の深さ分布を画像化することで，その受傷深度を定量的に診断できると考えた．ラット熱傷モデルを対象として，まず単一素子の超音波センサーを用いた検討によりこの原理を実証した．続いて，その成果をもとに開発した臨床用診断装置（プロトタイプ）を用いた前臨床試験により，同装置による診断の有効性が認められた．一方，その過程で同手法を移植皮膚の生着評価にも応用することを着想した．自家皮膚，同種皮膚，また人工真皮を移植したラットモデルを対象に検討を行った結果，移植皮膚中の新生血管を検出することで，その生着を判定できる可能性が示された．

はじめに

物体や組織にパルス光を照射すると，その中の吸収体が光を吸収することで温度上昇し，体積膨張により熱弾性波（超音波の一種）が発生する．これを光音響波または光超音波と呼び(photoacoustic wave)[1]，音響センサーなどで検出することで同吸収体の深さと濃度を知ることができる（光音響法）．光音響法は，古くから気体試料の分析や微量物質の検出などに応用されてきたが，2000 年代に入ると生体応用も盛んになり，2010 年頃より小動物実験のみならず悪性腫瘍分野を中心に臨床研究も幅広く進められている[2)3)]．

筆者らはこれまでに，同手法で皮膚組織中の血液の深さ情報を取得することにより，熱傷受傷深度の定量的な診断，さらには移植皮膚の生着の判定を行えると考え，これらを実証するための研究を進めてきた．本稿では，光音響波を用いた生体イメージング法（光音響イメージング法，photoacoustic imaging）の基本原理について概説した後，上記 2 つの応用のために実施した原理実証研究から臨床応用に向けた橋渡し研究（トランスレーショナル・リサーチ）までを紹介する．

光音響イメージング法の原理

図 1 に示した簡単な系を用いて光音響イメージング法の原理を説明する．いま，組織中の深さ $z = z_0$ に吸収係数 μ_a の光吸収体があり，組織表面からフルエンス（エネルギー密度）F_0 のパルス光を照射することを考える．この時，光吸収体から発生する光音響波の圧力 $p(z)$ は次の式で表される．

$$p(z) = \Gamma \mu_a F_0 exp(-\mu_{eff} z) \quad (1)$$

$$\Gamma = \frac{\beta v_s^2}{c_p} \quad (2)$$

[*1] Yasuyuki TSUNOI, 〒359-8513 埼玉県所沢市並木 3-2 防衛医科大学校 防衛医学研究センター 生体情報・治療システム研究部門, 助教
[*2] Shunichi SATO, 同, 教授

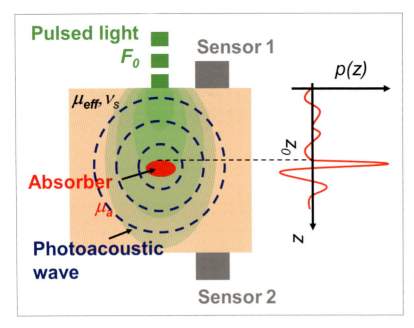

図 1.
光音響イメージング法の原理図

ここで，μ_{eff}は組織の散乱および吸収特性によって決まる光の減衰係数である．また，Γはグリュナイゼン係数と呼ばれる光から音響波への変換効率を表す無次元の係数であり，体積膨張率β，音速v_s，定圧比熱c_pに依存する．光音響波を組織の表面ないし裏面で受信すると，音速v_sと伝搬時間tにより吸収体の深度を，また$p(z)$の振幅から吸収体の濃度を知ることができる．光音響波は通常の超音波センサーを用いて検出可能である．このセンサーを走査，あるいはアレイ状に配列して光音響信号を位置の関数として取得することにより，光吸収体の深さ分布を示す断層画像を再構築できる(光音響イメージング法)．このように，光音響イメージング法は光吸収をコントラストメカニズムとし，本研究でも計測の対象としている血管(血液)の無染色イメージングが代表的である[4)5)]．また血液以外の内因性の光吸収体であるメラニン，水，脂質などのイメージングも可能である．

熱傷深度診断への応用

熱傷治療は受傷深度により方針が異なるが，現状その診断は専門医の肉眼的観察に頼ることが多く，その正確率は 60～70％であるとの報告もある[6)]．日本熱傷学会診療ガイドライン(改訂第 2 版)においても，肉眼的診断の推奨グレードは最も低い C とされている．このため，レーザードップラー血流イメージング(laser Doppler flowmetry；LDF)法やビデオマイクロスコープ法などの客観的な診断法の研究開発が進められているが，推奨グレード A の診断法はいまだ開発されていない．

筆者らは，熱傷受傷組織層で血流の遮断が生じることに着目し，その下部にある非受傷組織層の血流に由来する光音響信号を体表で受信することにより，発生した光音響波が皮膚表面(体表)まで到達する時間と皮膚の音速(約1500 m/s)との積により，非受傷組織の深度，すなわち受傷深度を定量的に診断できると考えた(図2)[7)]．この原理を実証するため，ラット熱傷モデルを対象に有効性を検討した．Walker-Mason法に基づき[8)]，剃毛・除毛したラット背部皮膚の体表面積20％相当の範囲を70℃，78℃，または98℃の水に10秒間接触させ，それぞれ浅Ⅱ度，深Ⅱ度，Ⅲ度熱傷を作製した．光音響信号を受信するためにリング型の単一の圧電素子(フッ化ビニリデン/三フッ化エチレン共重合体フィルム)から成る超音波センサー(中心周波数約 26 MHz)を用い，その中心に光音響波を励起するパルス光を照射するための光ファイバーを配置した(図3-a)[7)]．実験当時は熱傷深度診断のための照射光の適切な波長がまだ不明であったため，光源には波長可変の光パラメトリック発振器(optical parametric oscillator；

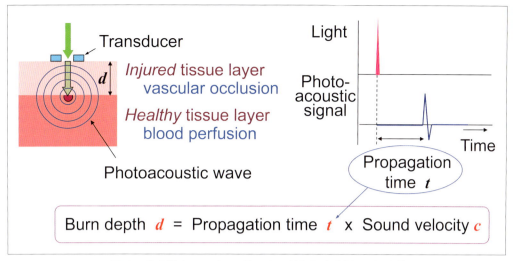

図 2. 光音響イメージング法による熱傷深度診断の原理図[7]

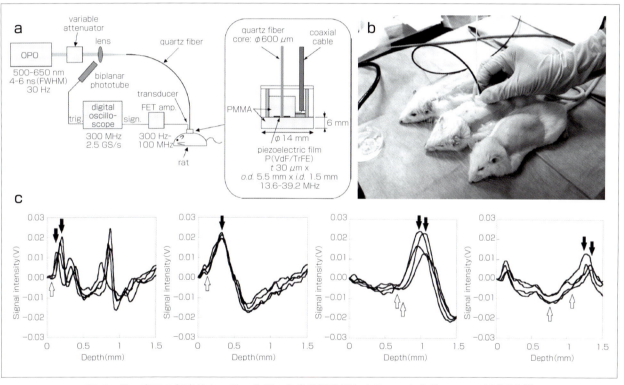

図 3. 単一素子の超音波センサーを用いた光音響計測によるラット熱傷モデルの深度診断[7]
 a：計測系の図
 b：計測中の様子を示す写真
 c：健常皮膚と熱傷モデル（浅Ⅱ度，深Ⅱ度，Ⅲ度熱傷）創部の光音響信号の時間波形（音速を用いて横軸を深さに変換した）．

OPO)を用い，ヘモグロビンが吸収しやすい波長550 nm の光を用いた．超音波ゼリーを用いてラット創部表面に超音波センサーを密着させ，光音響信号を受信した（図3-b)[7]．ラットの健常皮膚（コントロール)および浅Ⅱ度，深Ⅱ度，Ⅲ度熱傷の創部で取得した光音響信号の波形（横軸は音速で時間を深さに変換した値）より（図3-c)[7]，血液の光吸収に由来する光音響信号の最浅部の正圧ピークが立ち上がる深度（白矢印）とピークの深度（黒矢印）のどちらもが，受傷深度の増大に伴って

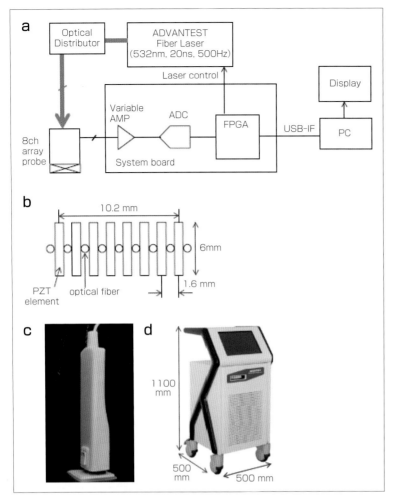

図 4.
臨床用熱傷診断装置(プロトタイプ)[10]
　a:信号ブロック図
　b:アレイ状に配列した検出素子と光ファイバーの配置
　c:プローブ部の外観
　d:装置全体の外観

深くなることがわかった．また，光音響信号から推測される熱傷受傷深度は，病理組織画像に基づく診断結果とよく一致した．以上より，熱傷受傷組織層下部の非受傷組織層の血流に由来する光音響信号を受信することにより，その受傷深度を定量的に診断できることが実証された．またその後の研究により，本計測で高いコントラストを得るための照射光の適切な波長範囲は532～580 nmであることが明らかになった[9]．波長532 nmは汎用的なレーザーの出力波長に相当するため，臨床応用に向けた装置開発の展望が描けるようになった．

続いて，以上に述べた基礎研究の成果をもとに，図4に示す臨床用熱傷診断装置(プロトタイプ)を開発し[10]，橋渡し研究(トランスレーショナル・リサーチ)を開始した．同装置では，アレイ型センサーを採用し，光音響断層画像をリアルタイムで取得可能である．また光源として小型ファイバーレーザー(出力波長532 nm)を搭載したオールインワン型の装置である．前臨床試験として，従来技術であるLDF法と熱傷深度診断の性能を比較した．ここでは，範囲が広い深Ⅱ度熱傷についてより詳細な評価を行うために，熱傷作製温度を先に述べた3条件から6条件(70℃，78℃，83℃，88℃，93℃，98℃)に増やした．図5(a～c)に健常皮膚とこれら6条件で作製したラット熱傷創部の外観写真，上方から撮影したLDF画像，そして光音響断層画像を示す[11]．外観写真およびLDF画像では，何れも熱傷作製温度依存性は明らかでなかった．一方，光音響断層画像では，皮膚表面付近の汚れやメラニンによる吸収に由来する1番目の信号(表面信号)と真皮層の血液の吸収に由来する2番目の信号の距離(赤両矢印の幅)から推測される受傷深度が，熱傷作製温度の上昇に伴い単調増加した．図5(d，e)に病理学的観察によ

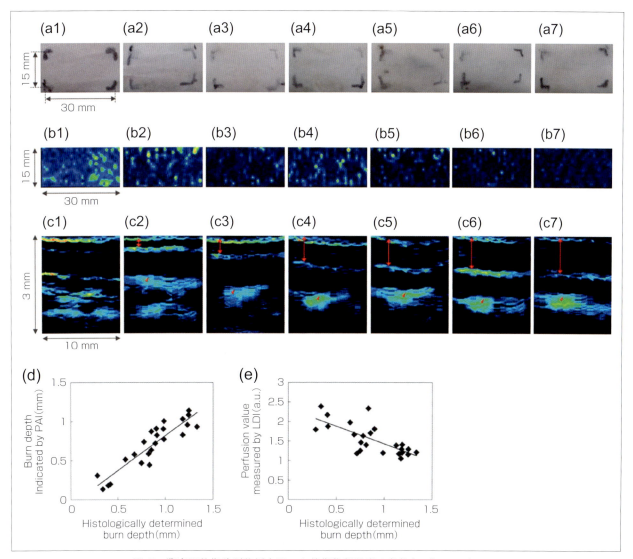

図 5. 臨床用熱傷診断装置を用いた熱傷作製温度 6 条件(70 ℃, 78 ℃, 83 ℃, 88 ℃, 93 ℃, 98 ℃)で作製したラット熱傷モデルの深度診断結果[11]
 a1~a7:外観写真
 b1~b7:レーザードップラー血流イメージング法による perfusion signal の分布
 c1~c7:光音響断層画像.赤両矢印の幅が熱傷深度を表す.
 (a1~c1)健常皮膚.熱傷作製温度:(a2~c2)70℃,(a3~c3)78℃,(a4~c4)83℃,(a5~c5)88℃,(a6~c6)93℃,(a7~c7)98℃
 d:病理学的観察に基づく熱傷深度と光音響信号における第 1 と第 2 ピークの距離の関係
 e:病理学的観察に基づく熱傷深度とレーザードップラー血流イメージング法における perfusion value の関係

る熱傷深度に対する光音響イメージング法に基づく熱傷深度および LDF 法による取得信号の値(perfusion value)の関係をそれぞれ示す[11].光音響イメージング法の方が LDF 法よりも高い相関が得られ,本装置による診断の有効性が示された.

移植皮膚の生着評価への応用

移植皮膚の生着を高感度かつ定量的に評価・判定するための手段として,筆者らは生着の起点となる血管新生(血行回復)による光吸収に由来する光音響信号を検出することを考えた(図 6)[12].は

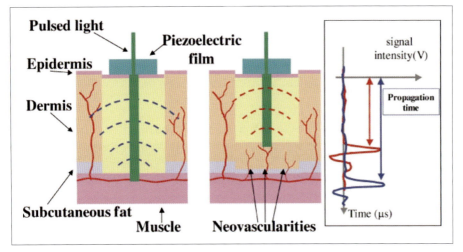

図 6.
光音響法による移植皮膚生着評価の原理図[12]

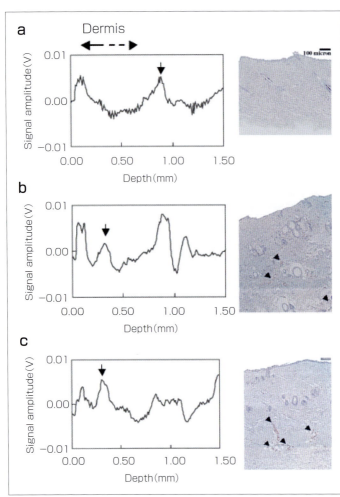

図 7.
ラット自家皮膚移植モデルにおける(a)移植直後,(b)移植 6 時間後,(c)移植 12 時間後の光音響信号波形と CD31 免疫染色画像[12].信号波形中の黒矢印は,表面信号を除く最浅部のピークを示す.免疫染色画像中の黒矢頭は,CD31 陽性細胞(新生血管)を示す.

じめに,ラット自家皮膚移植モデルを用いて実証実験を行った.ラット背部に 2 cm×2 cm の皮膚全層欠損創を作製し,同一個体の別部位から採取した同じ面積の皮膚を移植した.その中心部を OPO の出力パルス光(波長 532 nm)で照射し,単一素子の超音波センサーを用いて光音響信号を経時的に取得した(図 7)[12].真皮層に着目すると,移植直後には目立った信号ピークが確認されなかったが(図 7-a),移植 6 時間後には比較的浅部に信号ピークが現れた(図 7-b).これは,移植し

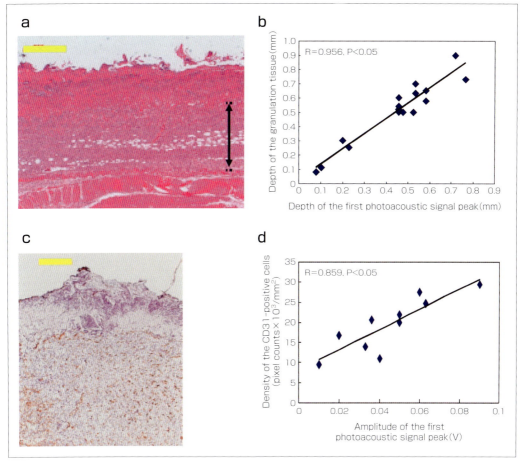

図 8. ラット皮膚全層欠損創に移植した人工真皮の(a)移植 7 日後の HE 染色画像,(b)光音響信号の第 1 ピークの深度と組織画像(HE 染色)により評価した肉芽組織の深さ(人工真皮表面から肉芽組織上端までの距離)の関係,(c)移植 7 日後の CD31 免疫染色画像,(d)光音響信号の第 1 ピークの振幅と組織画像(CD31 免疫染色)により評価した肉芽組織の最上層における新生血管密度の関係[13]. 図の黒両矢印は肉芽組織の領域を,スケールバーは 500 μm を示す.

た皮膚に元々含まれていた血管に新生血管が接続して得られた血行回復を捉えた結果であると推察される. 生検した移植皮膚の血管内皮細胞を CD31 抗体で免疫染色した結果,上記光音響信号に対応する深さに陽性細胞,すなわち血管新生が確認された(図 7)[12]. 続いて,同様の原理により人工真皮の移植における生着評価にも応用できないか検討を行った. 上記ラット自家皮膚移植モデルと同様に作製した皮膚全層欠損創(2.5 cm×2.5 cm)にウシコラーゲン由来の人工真皮(テルダーミス TD-A006S)を移植し,中心部の光音響信号を経時的に取得した. その結果,血液の吸収に由来する光音響信号の第 1 ピークの深さは,病理学的観察に基づいて評価した肉芽組織の深さ(人工真皮表面から肉芽組織上端までの距離)と高い相関を示した(図 8-a, b)[13]. また,同ピークの振幅の大きさは,肉芽組織の最上層における CD31 陽性細胞密度(新生血管密度)とも高い相関を示した(図 8-c, d)[13]. この結果は,新生血管の光音響イメージングにより,人工真皮の下層から上方への肉芽組織の成長,そして真皮用組織の構築を評価できることを示している.

続いて,上記臨床用熱傷診断装置を用いてラット自家皮膚移植および同種皮膚移植モデルの生着評価を検討した. 皮膚全層欠損創へ自家皮膚または同種皮膚を移植し(2 cm×2 cm),移植皮膚中の血液の吸収に由来する光音響信号を水平方向約 10 mm の範囲で取得することで光音響断層画像

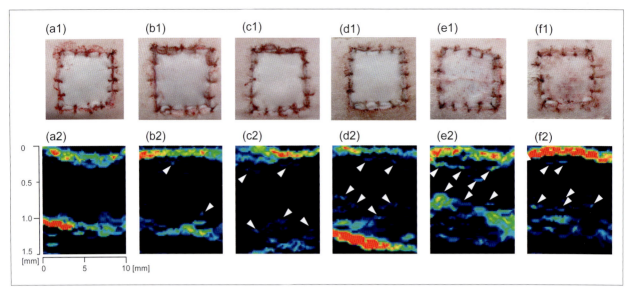

図 9. ラット自家皮膚移植モデルの生着評価の結果[14]
a1〜f1：外観写真
a2〜f2：光音響断層画像．白矢頭が新生血管の吸収に由来する光音響信号を表す．
a1, a2：移植 3 時間後　　b1, b2：移植 6 時間後　　c1, c2：移植 10 時間後
d1, d2：移植 1 日後　　　e1, e2：移植 2 日後　　　f1, f2：移植 4 日後

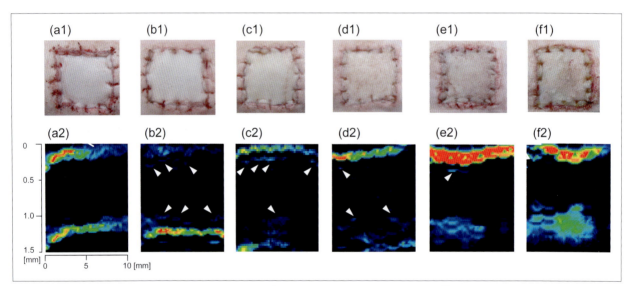

図 10. ラット同種皮膚移植モデルの生着評価の結果[14]
a1〜f1：外観写真
a2〜f2：光音響断層画像．白矢頭が新生血管の吸収に由来する光音響信号を表す．
a1, a2：移植 3 時間後　　b1, b2：移植 6 時間後　　c1, c2：移植 10 時間後
d1, d2：移植 1 日後　　　e1, e2：移植 2 日後　　　f1, f2：移植 4 日後

を取得した．図 9 に自家皮膚移植モデル，図 10 に同種皮膚移植モデルを対象に経時的（移植 3 時間後，6 時間後，10 時間後，1 日後，2 日後，4 日後）に取得した移植部の外観写真および光音響断層画像を示す[14]．真皮層の光音響信号に着目すると，自家移植の場合には移植 10 時間後から 1 日後にかけて急激に振幅が増大し，その後も維持されたのに対し，同種移植の場合は 1 日後以降は減少に転じた．これは，自家皮膚は移植後絶えず生着に向かい血行回復が得られたのに対し，同種皮膚は移

植直後に一旦は生着に向かったものの，その後脱落に転じて血行も再び不良になった結果を表していると考えられる．実際に同タイムポイントで移植皮膚を採取した結果，自家移植皮膚は移植1日後以降，移植床と強固に結合していたのに対し，同種移植皮膚は移植2日後以降は移植床と剥離した状態であった．また，採取した皮膚の血管内皮細胞をCD31抗体で免疫染色した結果，CD31陽性細胞密度の時間変化は，上記した光音響信号の変化と対応していた．以上の結果から，移植皮膚中の血管新生の光音響イメージングが同皮膚の生着を判定するために有用であることが示された．

おわりに

本稿では，光音響イメージング法の原理について述べた後，同手法の熱傷深度診断および移植皮膚生着評価への応用に関して，筆者らのこれまでの研究について紹介した．現在，その成果に基づき熱傷深度診断の臨床研究を実施中である．結果については別途報告したい．また本稿で述べた応用以外にも，光音響イメージング法による熱傷創部の血行動態観測[15]，浮腫のモニタリング（水やアルブミン）[16][17]，異常ヘモグロビンの検出[18]，感染症治療のための薬剤（光感受性薬剤）の動態観測など[19][20]，多彩なイメージングが可能であることが明らかになっている．特記すべきは，波長可変光源を用いれば，これらすべての応用を同一システムで実現可能なことである．しかしながら，臨床応用のためには装置の小型化と低価格化が重要課題である．近年，小型で安価な発光ダイオード（LED）の光を短パルス化する技術が開発され，光音響イメージングにも利用できるようになった[21]．今後，このような光源を複数台搭載した多波長励起型の診断装置の開発が期待される．

謝　辞

本論文に記載した研究成果の主要部分は，慶應義塾大学理工学部の小原實名誉教授と寺川光洋准教授，および同研究室の学生・大学院生の方々，防衛医科大学校防衛医学研究センター外傷研究部門の齋藤大蔵教授，同センター生体情報・治療システム研究部門の大倉津矢子氏，自衛隊中央病院救急科の畑中公輔博士，株式会社アドバンテスト新企画商品開発室LIJプロジェクトの伊田泰一郎博士らとの共同研究によって得られたものである．ここに感謝の意を表します．

参考文献

1) Bell, A. G.：On the production and reproduction of sound by light. Am J Sci. **20**：305-324, 1880.
2) Valluru, K. S., Willmann, J. K.：Clinical photoacoustic imaging of cancer. Ultrasonography. **35**：267-280, 2016.
3) Valluru, K. S., Willmann, J. K.：Photoacoustic imaging in oncology：Translational preclinical and early clinical experience. Radiology. **280**：332-349, 2016.
4) Maslov, K., et al.：*In vivo* dark-field reflection-mode photoacoustic microscopy. Opt Lett. **30**：625-627, 2005.
5) Zhang, H. F., et al.：Functional photoacoustic microscopy for high-resolution and noninvasive *in vivo* imaging. Nat Biotechnol. **24**：848-851, 2006.
6) Chatterjee, J. S.：A critical evaluation of the clinimetrics of laser Doppler as a method of burn assessment in clinical practice. J Burn Care Res. **27**：123-130, 2006.
7) Sato, S., et al.：Photoacoustic diagnosis of burns in rats. J Trauma. **59**：1450-1456, 2005.
8) Walker, H. L., Mason, A. D. Jr.：A standard animal burn. J Trauma. **8**：1049-1051, 1968.
9) Yamazaki, M., et al.：Measurement of burn depths in rats using multiwavelength photoacoustic depth profiling. J Biomed Opt. **10**：064011, 2005.
10) Ida, T., et al.：Real-time photoacoustic imaging system for burn diagnosis. J Biomed Opt. **19**：086013, 2014.
11) Ida, T., et al.：Burn depth assessments by photoacoustic imaging and laser Doppler imaging. Wound Repair Regen. **24**：349-355, 2016.
12) Yamazaki, M., et al.：Photoacoustic monitoring of neovascularities in grafted skin. Lasers Surg Med. **38**：235-239, 2006.
13) Hatanaka, K., et al.：Photoacoustic monitoring of granulation tissue grown in a grafted artificial

dermis on rat skin. Wound Repair Regen. **18**：284-290, 2010.
14) 伊田泰一郎ほか：リアルタイム光音響イメージング法による移植皮膚の生着モニタリング―ラット自家皮膚・同種皮膚移植モデルによる実験―. 熱傷. **42**：57-63, 2016.
15) Aizawa, K., et al.：Photoacoustic monitoring of burn healing process in rats. J Biomed Opt. **13**：064020, 2008.
16) Yoshida, K., et al.：Photoacoustic diagnosis of edema in rat burned skin. Proc SPIE. **7564**：75641C, 2010.
17) Tsunoi, Y., et al.：*In vivo* photoacoustic molecular imaging of the distribution of serum albumin in rat burned skin. Burns. **39**：1403-1408, 2013.
18) Aizawa, K., et al.：*In vivo* photoacoustic spectroscopic imaging of hemoglobin derivatives in thermally damaged tissue. Jpn J Appl Phys. **48**：062302, 2009.
19) Hirao, A., et al.：*In vivo* photoacoustic monitoring of photosensitizer distribution in burned skin for antibacterial photodynamic therapy. Photochem Photobiol. **86**：426-430, 2010.
20) Tsunoi, Y., et al.：Photoacoustic imaging of intravenously injected photosensitizer in rat burn models for efficient antibacterial photodynamic therapy. Proc SPIE. **8210**：82100D, 2012.
21) Zhu, Y., et al.：Light Emitting Diodes based Photoacoustic Imaging and Potential Clinical Applications. Sci Rep. **8**：9885, 2018.

ピン・ボード

第2回アジア太平洋瘢痕医学会
(The 2nd Congress of The Asian Pacific Society for Scar Medicine：The 2nd APSSM)
〈共同開催〉
第14回瘢痕・ケロイド治療研究会
(The 14th Meeting of The Japan Scar Workshop：The 14th JSW)

会　期：2019年11月2日(土)・3日(日)
会　場：秋葉原UDX
　　　　〒101-0021　東京都千代田区外神田4-14-1
　　　　TEL：03-3254-8421
大会会長：
　　　　小川　令(日本医科大学　形成外科学教室)
第2回アジア太平洋瘢痕医学会会長：
　　　　Yixin Zhang(上海第九人民病院　形成外科)
　　　　小川　令(日本医科大学　形成外科学教室)
演題募集：2019年4月1日(月)12：00～6月20日(木)12：00
- 全ての演題はインターネットによるオンライン登録にて受付いたします.
- 詳細は学会HPにてご確認ください.
- 使用言語
　　The 2nd APSSM：抄録・発表・質疑応答とも英語
　　The 14th JSW：抄録・発表・質疑応答とも日本語
※なお, 第14回瘢痕・ケロイド治療研究会の筆頭演者は, 研究会会員に限りますので, 非会員の方は予め入会手続きをしてください.

事前参加受付期間：
　Early Bird：2018年12月20日(木)12時～2019年6月20日(木)11時59分
　Regular：2019年6月20日(木)12時～2019年9月30日(月)11時59分
　詳細は学会HPにてご確認ください.
URL：http://gakkai.co.jp/scar2019/ja/index.html
事務局：日本医科大学　形成外科学教室
　　　　担当：土肥輝之, 赤石諭史
　　　　〒113-8603　東京都文京区千駄木1-1-5
　　　　TEL：03-5814-6208　FAX：03-5685-3076
運営事務局：株式会社学会サービス
　　　　〒150-0032　東京都渋谷区鶯谷町7-3-101
　　　　TEL：03-3496-6950　FAX：03-3496-2150
　　　　E-mail：scar2019@gakkai.co.jp

第46回日本医学脱毛学会学術集会

会　期：2020年2月16日(日)　10：00～16：00
会　頭：堀内祐紀(秋葉原スキンクリニック院長)
会　場：東京国際フォーラムB5
テーマ：医学脱毛の輪をつなぐ

問い合わせ：学会事務局　堀内祐紀(秋葉原スキンクリニック)
　　〒101-0021　東京都千代田区外神田4-6-7
　　カンダエイトビル2, 3F
　　TEL：03-3256-1213　FAX：03-3256-1216
　　Mail：info@akihabara-skin.com

なお, 学会関連行事として, 2月15日(土)12：00～17：00に秋葉原スキンクリニックにて, レーザーデモンストレーション, 針脱毛講習会を開催いたします.

第31回日本眼瞼義眼床手術学会

会　期：2020年2月22日(土)
会　長：垣淵正男(兵庫医科大学形成外科学講座　主任教授)
会　場：兵庫医科大学平成記念会館
　　　　〒663-8124　兵庫県西宮市小松南町2-6
　　　　TEL：0798-45-6753
テーマ：様々な視点から
HP：http://plaza.umin.ac.jp/~gigan31/
演題募集期間：2019年10月8日(火)～2019年11月13日(水)
事務局：兵庫医科大学形成外科
　　　　第31回眼瞼義眼床手術学会事務局
　　　　〒663-8501　兵庫県西宮市武庫川町1番1号
　　　　Tel：0798-45-6753　Fax：0798-45-6975
　　　　Email：gigan31@hyo-med.ac.jp

FAXによる注文・住所変更届け

改定：2015年1月

毎度ご購読いただきましてありがとうございます．
　読者の皆様方に小社の本をより確実にお届けさせていただくために，FAXでのご注文・住所変更届けを受けつけております．この機会に是非ご利用ください．

◇ご利用方法
　FAX専用注文書・住所変更届けは，そのまま切り離してFAX用紙としてご利用ください．また，注文の場合手続き終了後，ご購入商品と郵便振替用紙を同封してお送りいたします．**代金が5,000円をこえる場合，代金引換便とさせて頂きます．**その他，申し込み・変更届けの方法は電話，郵便はがきも同様です．

◇代金引換について
　本の代金が5,000円をこえる場合，代金引換とさせて頂きます．配達員が商品をお届けした際に，現金またはクレジットカード・デビットカードにて代金を配達員にお支払い下さい（本の代金＋消費税＋送料）．（※年間定期購読と同時に5,000円をこえるご注文を頂いた場合は代金引換とはなりません．郵便振替用紙を同封して発送いたします．代金後払いという形になります．送料は定期購読を含むご注文の場合は頂きません）

◇年間定期購読のお申し込みについて
　年間定期購読は，1年分を前金で頂いておりますため，代金引換とはなりません．郵便振替用紙を本と同封または別送いたします．送料無料，また何月号からでもお申込み頂けます．
　毎年末，次年度定期購読のご案内をお送りいたしますので，定期購読更新のお手間が非常に少なく済みます．

◇住所変更届けについて
　年間購読をお申し込みされております方は，その期間中お届け先が変更します際，必ずご連絡下さいますようよろしくお願い致します．

◇取消，変更について
　取消，変更につきましては，お早めにFAX，お電話でお知らせ下さい．
　返品は，原則として受けつけておりませんが，返品の場合の郵送料はお客様負担とさせていただきます．その際は必ず小社へご連絡ください．

◇ご送本について
　ご送本につきましては，ご注文がありましてから約1週間前後とみていただきたいと思います．お急ぎの方は，ご注文の際にその旨をご記入ください．至急送らせていただきます．2〜3日でお手元に届くように手配いたします．

◇個人情報の利用目的
　お客様から収集させていただいた個人情報，ご注文情報は本サービスを提供する目的（本の発送，ご注文内容の確認，問い合わせに対しての回答等）以外には利用することはございません．

　その他，ご不明な点は小社までご連絡ください．

株式会社　全日本病院出版会　〒113-0033 東京都文京区本郷 3-16-4-7F
電話 03(5689)5989　FAX03(5689)8030　郵便振替口座 00160-9-58753

FAX 専用注文書

形成・皮膚 1910

年　月　日

○印	PEPARS	定価(消費税込み)	冊数
	2020年1月～12月定期購読(送料弊社負担)	42,020 円	
	PEPARS No.147 美容医療の安全管理とトラブルシューティング 増大号	5,720 円	
	PEPARS No.135 ベーシック＆アドバンス 皮弁テクニック 増大号	5,720 円	
	バックナンバー(号数と冊数をご記入ください) No.		

○印	Monthly Book Derma.	定価(消費税込み)	冊数
	2020年1月～12月定期購読(送料弊社負担)	42,130 円	
	MB Derma. No.288 実践！皮膚外科小手術・皮弁術アトラス 増大号 新刊	5,280 円	
	MB Derma. No.281 これで鑑別はOK！ダーモスコピー診断アトラス 増刊号	6,160 円	
	MB Derma. No.275 外来でてこずる皮膚疾患の治療の極意 増大号	5,280 円	
	バックナンバー(号数と冊数をご記入ください) No.		

○印	瘢痕・ケロイド治療ジャーナル
	バックナンバー(号数と冊数をご記入ください) No.

○印	書籍	定価(消費税込み)	冊数
	グラフィック リンパ浮腫診断―医療・看護の現場で役立つケーススタディ―	7,480 円	
	整形外科雑誌 Monthly Book Orthopaedics 創刊30周年記念書籍 骨折治療基本手技アトラス	16,500 円	
	足育学　外来でみるフットケア・フットヘルスウェア	7,700 円	
	ケロイド・肥厚性瘢痕 診断・治療指針 2018	4,180 円	
	実践アトラス 美容外科注入治療　改訂第2版	9,900 円	
	ここからスタート！眼形成手術の基本手技	8,250 円	
	Non-Surgical 美容医療超実践講座	15,400 円	
	カラーアトラス 爪の診療実践ガイド	7,920 円	
	皮膚科雑誌 Monthly Book Derma. 創刊20年記念書籍 そこが知りたい 達人が伝授する日常皮膚診療の極意と裏ワザ	13,200 円	
	創傷治癒コンセンサスドキュメント―手術手技から周術期管理まで―	4,400 円	

○	書名	定価	冊数	○	書名	定価	冊数
	複合性局所疼痛症候群(CRPS)をもっと知ろう	4,950 円			カラーアトラス 乳房外 Paget 病―その素顔―	9,900 円	
	スキルアップ！ニキビ治療実践マニュアル	5,720 円			超アトラス眼瞼手術	10,780 円	
	見落とさない！見間違えない！この皮膚病変	6,600 円			イチからはじめる 美容医療機器の理論と実践	6,600 円	
	図説 実践手の外科治療	8,800 円			アトラスきずのきれいな治し方 改訂第二版	5,500 円	
	使える皮弁術　上巻	13,200 円			使える皮弁術　下巻	13,200 円	
	匠に学ぶ皮膚科外用療法	7,150 円			腋臭症・多汗症治療実践マニュアル	5,940 円	
	化粧医学―リハビリメイクの心理と実践―	4,950 円					

お名前　フリガナ　　　　　㊞

診療科

ご送付先　〒　－

□自宅　　□お勤め先

電話番号　　　　　　　　　□自宅　□お勤め先

バックナンバー・書籍合計 5,000円以上のご注文は代金引換発送になります

―お問い合わせ先―
㈱全日本病院出版会営業部
電話 03(5689)5989
FAX 03(5689)8030

全日本病院出版会行
FAX 03-5689-8030

年　月　日

住所変更届け

お名前	フリガナ	
お客様番号		毎回お送りしています封筒のお名前の右上に印字されております8ケタの番号をご記入下さい。
新お届け先	〒　　　　都道府県	
新電話番号	（　　　）	
変更日付	年　月　日より	月号より
旧お届け先	〒	

※ 年間購読を注文されております雑誌・書籍名に✓を付けて下さい。
- ☐ Monthly Book Orthopaedics（月刊誌）
- ☐ Monthly Book Derma.（月刊誌）
- ☐ 整形外科最小侵襲手術ジャーナル（季刊誌）
- ☐ Monthly Book Medical Rehabilitation（月刊誌）
- ☐ Monthly Book ENTONI（月刊誌）
- ☐ PEPARS（月刊誌）
- ☐ Monthly Book OCULISTA（月刊誌）

FAX 03-5689-8030
全日本病院出版会行

PEPARS バックナンバー一覧

2016 年

- No. 110 シミ・肝斑治療マニュアル　好評につき増刷
  編集／山下理絵
- No. 111 形成外科領域におけるレーザー・光・高周波治療　増大号
  編集／河野太郎
- No. 112 顔面骨骨折の治療戦略
  編集／久徳茂雄
- No. 113 イチから学ぶ！頭頸部再建の基本
  編集／橋川和信
- No. 114 手・上肢の組織損傷・欠損 治療マニュアル
  編集／松村　一
- No. 115 ティッシュ・エキスパンダー法 私の工夫
  編集／梶川明義
- No. 116 ボツリヌストキシンによる美容治療 実践講座
  編集／新橋　武
- No. 117 ケロイド・肥厚性瘢痕の治療
  ―我が施設(私)のこだわり―
  編集／林　利彦
- No. 118 再建外科で初心者がマスターすべき10皮弁　好評につき増刷
  編集／関堂　充
- No. 119 慢性皮膚潰瘍の治療
  編集／館　正弘
- No. 120 イチから見直す植皮術
  編集／安田　浩

2017 年

- No. 121 他科に学ぶ形成外科に必要な知識
  ―四肢・軟部組織編―
  編集／佐野和史
- No. 122 診断に差がつく皮膚腫瘍アトラス
  編集／清澤智晴
- No. 123 実践！よくわかる縫合の基本講座　増大号
  編集／菅又　章
- No. 124 フェイスリフト 手術手技アトラス
  編集／倉片　優
- No. 125 ブレスト・サージャリー 実践マニュアル
  編集／岩平佳子
- No. 126 Advanced Wound Care の最前線
  編集／市岡　滋
- No. 127 How to 局所麻酔＆伝達麻酔
  編集／岡崎　睦
- No. 128 Step up!マイクロサージャリー
  ―血管・リンパ管吻合，神経縫合応用編―
  編集／稲川喜一
- No. 129 感染症をもっと知ろう！
  ―外科系医師のために―
  編集／小川　令
- No. 130 実践リンパ浮腫の治療戦略
  編集／古川洋志
- No. 131 成長に寄り添う私の唇裂手術
  編集／大久保文雄
- No. 132 形成外科医のための皮膚病理講座にようこそ
  編集／深水秀一

2018 年

- No. 133 頭蓋顎顔面外科の感染症対策
  編集／宮脇剛司
- No. 134 四肢外傷対応マニュアル
  編集／竹内正樹
- No. 135 ベーシック＆アドバンス皮弁テクニック　増大号
  編集／田中克己
- No. 136 機能に配慮した頭頸部再建
  編集／櫻庭　実
- No. 137 外陰部の形成外科
  編集／橋本一郎
- No. 138 "安心・安全"な脂肪吸引・注入マニュアル
  編集／吉村浩太郎
- No. 139 義眼床再建マニュアル
  編集／元村尚嗣
- No. 140 下肢潰瘍・下肢静脈瘤へのアプローチ
  編集／大浦紀彦
- No. 141 戦略としての四肢切断術
  編集／上田和毅
- No. 142 STEP UP! Local flap
  編集／中岡啓喜
- No. 143 顔面神経麻痺治療のコツ
  編集／松田　健
- No. 144 外用薬マニュアル
  ―形成外科ではこう使え！―
  編集／安田　浩

2019 年

- No. 145 患児・家族に寄り添う血管腫・脈管奇形の医療
  編集／杠　俊介
- No. 146 爪・たこ・うおのめの診療
  編集／菊池　守
- No. 147 美容医療の安全管理とトラブルシューティング　増大号
  編集／大慈弥裕之
- No. 148 スレッドリフト 私はこうしている
  編集／征矢野進一
- No. 149 手・指・爪の腫瘍の診断と治療戦略
  編集／島田賢一
- No. 150 穿通枝皮弁をあやつる！
  ―SCIP flap を極める編―
  編集／成島三長
- No. 151 毛の美容外科
  編集／武田　啓
- No. 152 皮膚悪性腫瘍はこう手術する
  ―Oncoplastic Surgery の実際―
  編集／野村　正・寺師浩人
- No. 153 鼻の再建外科
  編集／三川信之

各号定価 3,000 円＋税．ただし，増大号のため，No. 111 は，定価 5,000 円＋税，No. 123, 135, 147 は定価 5,200 円＋税．
在庫僅少品もございます．品切の場合はご容赦ください．
　　　　　　　　　　　　　　　　　　　　　（2019 年 9 月現在）
本頁に掲載されていないバックナンバーにつきましては，弊社ホームページ(www.zenniti.com)をご覧下さい．

2020 年　年間購読　受付中！
年間購読料　42,020 円(消費税 10％込)(送料弊社負担)
(通常号 11 冊＋増大号 1 冊：合計 12 冊)

全日本病院出版会　　検索　click

次号予告

熱傷の局所治療マニュアル

No.155（2019年11月号）
編集／日本大学教授　　仲沢　弘明

受傷早期の深度判定………………	樫村　勉ほか
初期治療のポイント………………	根本　充ほか
外用療法…………………………	安田　浩
熱傷創と採皮創に使用する創傷被覆材	
…………………………………	松村　一
感染創に対する処置………………	森岡　康祐ほか
局所療法における細胞治療………	副島　一孝ほか
特殊部位熱傷：手…………………	岩尾　敦彦ほか
特殊部位熱傷：顔面	
―顔面熱傷に対する局所療法―	金子　貴芳
特殊部位熱傷：陰部・殿部………	三川　信之
特殊部位熱傷：眼瞼・眼球………	迎　伸彦

編集顧問：栗原邦弘　中島龍夫
　　　　　百束比古　光嶋　勲
編集主幹：上田晃一　大阪医科大学教授
　　　　　大慈弥裕之　福岡大学教授
　　　　　小川　令　日本医科大学教授

No.154　編集企画：
　　副島一孝　日本大学准教授

PEPARS No.154
2019年10月15日発行（毎月1回15日発行）
定価は表紙に表示してあります．
Printed in Japan

Ⓒ ZEN・NIHONBYOIN・SHUPPANKAI, 2019

発行者　末　定　広　光
発行所　株式会社　全日本病院出版会
〒113-0033　東京都文京区本郷3丁目16番4号
　　　　電話（03）5689-5989　Fax（03）5689-8030
　　　　郵便振替口座 00160-9-58753

印刷・製本　三報社印刷株式会社　　電話（03）3637-0005
広告取扱店　㈱日本医学広告社　　　電話（03）5226-2791

- 本誌に掲載する著作物の複製権・翻訳権・上映権・譲渡権・公衆送信権（送信可能化権を含む）は株式会社全日本病院出版会が保有します．
- JCOPY ＜(社)出版者著作権管理機構 委託出版物＞
本誌の無断複写は著作権法上での例外を除き禁じられています．複写される場合は，そのつど事前に，(社)出版者著作権管理機構（電話 03-5244-5088, FAX 03-5244-5089, e-mail: info@jcopy.or.jp）の許諾を得てください．
- 本誌をスキャン，デジタルデータ化することは複製に当たり，著作権法上の例外を除き違法です．代行業者等の第三者に依頼して同行為をすることも認められておりません．